U0119337

Knowledge House & Walnut Tree Publishing

Knowledge House & Walnut Tree Publishing

微戰爭2

對決鼠疫、天花、黃熱病

王哲／著

目錄

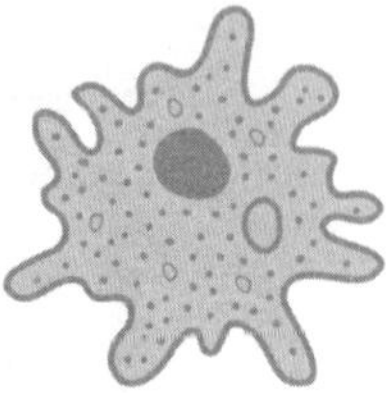

鼠疫 007

天花 097

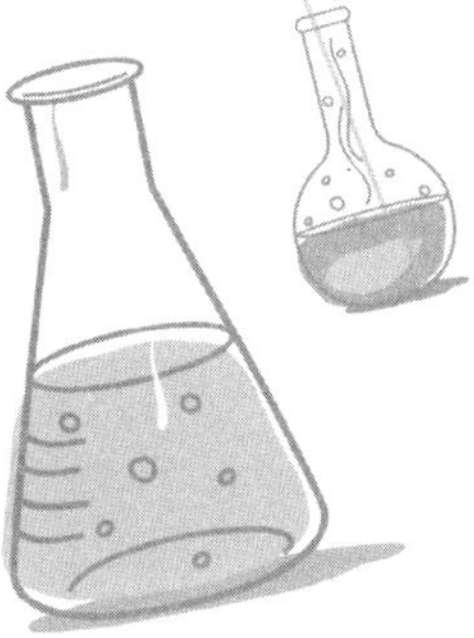

鼠疫

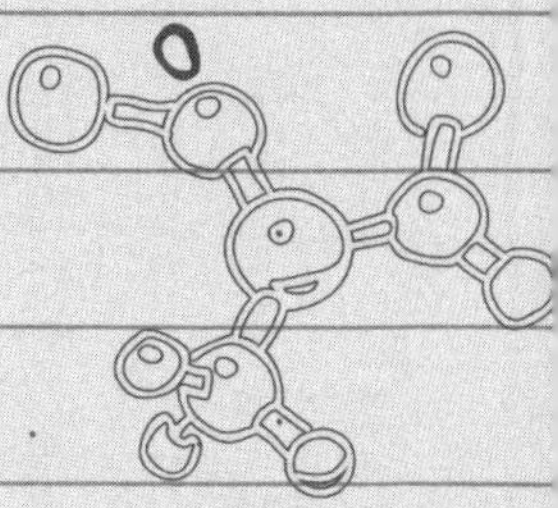

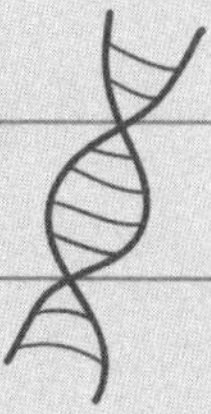

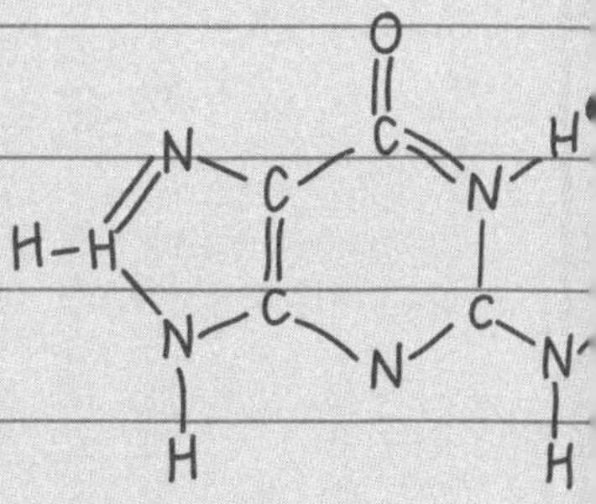

鼠疫

「Plague」的詞義轉換

二〇一一年，一群科學家來到倫敦，公然把一座埋葬著死於一三四八年到一三五一年之間的死者的墓地挖開，把死者那些未腐爛的牙齒拿走，回到實驗室裡用現代分子生物學技術對牙齒裡殘留的細菌去氧核糖核酸（DNA）進行序列分析，然後和基因庫裡已知的同一細菌的菌株的DNA序列進行比較。研究結果表明，從墓地裡死者牙齒中獲得的六百六十年前菌株的DNA和所有已知菌株的DNA都不一樣，由此證明這個六百六十年前的古老菌株已經滅絕了。

這一株細菌是鼠疫桿菌的一種。桿菌是其形狀為桿狀或者類似桿狀的細菌，呈球形或者類似球形的細菌叫球菌，呈弧形或者逗點狀的細菌叫弧菌。這種根據形狀的細菌分類並沒有太大的意義，關鍵是細菌二字前面的那個詞，代表這類細菌會造成什麼後果，結核桿菌是引起結核病的細菌，肺炎球菌會引起肺炎，霍亂弧菌則導致霍亂，顧名思義，鼠疫桿菌是造成鼠疫的細菌。

鼠疫這個名詞是明清時中醫提出的疾病名稱，這個名稱把這種高傳染性疾病和老鼠聯繫了起來。清代詩人師道南寫過一首《死鼠行》，形容這種聯繫：「東死鼠，西死鼠，人見死鼠如目虎。鼠死不幾日，人死如拆堵」，說明當時的人們一看見到處是死老鼠時，就知道又有大疫出現了。

當西方醫學進入中國後，採取就地取材的辦法，盡可能地借用中醫的名稱，於是西方醫學中的名詞「Plague」就被翻譯成鼠疫。可是如果查字典的話，「Plague」卻被釋為瘟疫，現在還有很多的翻譯文章將「Plague」譯成瘟疫，瘟疫來瘟疫去，讓人不知道指的是哪一種傳染病。造成這種錯誤的原因是翻譯者不清楚傳染病的流行史。「Plague」這個詞原先的確是指瘟疫，也就是各種高傳染性疾病的統稱，但是後來就專指鼠疫了，因為從一三四八年開始，爆發了一場為期三年的大瘟疫，以歐洲為中心，蔓延到世界很多地方，僅僅歐洲就死了將近一半的人，其後這種病又斷斷續續地在歐洲流行了兩百年之久。這場大瘟疫就是著名的黑死病，也就是我們現在說的鼠疫。

黑死病究竟有多可怕，這裡先舉兩個例子。一個是，黑死病流行期間，歐洲人的平均壽命為二十歲，而不屬於現代人的北京猿人還能平均活到十五歲，這是因為黑死病殺死的人中包括很多兒童，一下子把平均壽命拉了下來。另一個是黑死病大流行之後一百年，英國的一所學校給學生們留了一個作業：請把下面的句子翻譯成拉丁文，「昨天一個老屋子的房頂掉了下來，幾乎砸在我身上。」對於學生們來說，這個題目並不古怪，因為黑死病爆發之後歐洲勞動力非常缺乏，到處都是年久失修的房子，房頂掉下來的事情經常發生。

然而自此以後，歷史上再沒有出現過如此兇猛、在短期內殺死這麼多人的細菌性傳染病，所以有觀點認為黑死病不一定是鼠疫。因為鼠疫桿菌還在自然界存在著，黑死病之後也流行過很多次鼠疫，但都沒有達到黑死病的恐怖水準。

開篇說的那個科學研究正是要解決這個問題，倫敦的那個墓地中埋葬的就是死於黑死病大流行期間的病人。科學家從病人的牙齒上找到鼠疫桿菌，證明當時流行的確實是鼠疫，但這株鼠疫桿菌和其他已知的和現存的鼠疫桿菌有明顯區別，表明這株鼠疫桿菌在歷史上的某個時間全部滅絕了，這就解釋了為什麼黑死病消失之後，再沒有出現過類似的高傳染性鼠疫。這個研究解決了一個疑問，但並沒有解決所有的疑問，比如它沒有深入地探討這株鼠疫桿菌是驟然消失，還是漸漸滅絕的。關於鼠疫，關於黑死病，還有很多未解之謎。

鼠疫之源

通常情況下我們對鼠疫概念的理解是不準確的。老鼠的確會得鼠疫，但鼠疫並不會由老鼠直接傳染給人，老鼠也不是鼠疫的源頭。說到鼠疫的源頭，要從一位在中國家喻戶曉的義大利人說起，他的名字叫馬可波羅。

一二七三年，馬可波羅在去中國的途中，艱難跋涉在戈壁。突然，他停下腳步，大喊起來：「Pharaoh, Pharaoh, Pharaoh。」

他眼前是一眼望不到邊的大草原，草原上有數不清的洞穴，鑽來鑽去的都是「Pharaoh」。「Pharaoh」是一個中世紀的名詞，指的是一種叫「Tarabagan」的齧齒類動物，這種動物中文大名叫旱獺，小名叫土撥鼠。旱獺有很多種，「Tarabagan」指的是生活在中國、俄國和蒙古等國的蒙古旱獺。

數不清的旱獺直立在草原上，看著馬可波羅這位不速之客。

這些旱獺才是鼠疫的真正源頭。

地球也會得傳染病

馬可波羅並不是一二七三年離開家鄉的唯一一個威尼斯人，就在他前往中國的同時，還有其他威尼斯人也背井離鄉，同樣由西往東而來，經地中海一直航行到了克里米亞半島。只不過他們沒有像馬可波羅那樣繼續東進，而是逆亞速海而上，在島盡端的塔那（Tana）上岸，建立了一個殖民地。與此同時，威尼斯的鄰居、哥倫布的鄉親熱那亞

（Genoa）人也來到克里米亞半島，在卡法（Kaffa）建立殖民地。義大利兩個城邦在克里米亞半島相繼建成，遙相呼應。

威尼斯和熱那亞這兩個義大利半島北部城邦為了爭取地中海的貿易權成了宿敵，經常兵戎相見，馬可波羅就因為參加威尼斯和熱那亞之間的戰爭而成了戰俘，被關進熱那亞城的監獄，在牢房裡百無聊賴才半真半假地寫出在東方的經歷，也就是那本著名的遊記。

威尼斯人去了克里米亞半島，熱那亞人當然不甘落後，雙方腳跟剛站穩就兵戎相見，最終熱那亞人趕跑了威尼斯人，佔據了整個地區。可克里米亞半島不像北美大陸那樣只遊蕩著印第安人，卡法原是一座希臘古城，後毀於匈奴人之手，在熱那亞人到來之前的八、九百年間是一個沒沒無聞的小漁村，但這片土地是有主的，而且它的主人不是一般的土王，而是鼎鼎大名的欽察汗。

欽察汗國的開國君主是成吉思汗的長孫─拔都，按照蒙古習俗，家業不是傳嫡傳長，而是留給幼子，因此拔都到俄羅斯打天下，幼系的忽必烈守著東方的家業。

正應了那句「富不過三代」的話，蒙古帝國擴張到第三代就到頂峰了。蒙古帝國是人類歷史的一個怪胎，它的出現彷彿就是為了破壞現有的一切，在破壞完畢後，就退出歷史舞臺，但是如果從環球視野、從萬物相互聯繫的角度來看，蒙古帝國的出現並不偶然，在它的背後有一種無形的推動力量。

一二〇〇年，蒙古各部落不再向金朝進貢，經過幾年血腥的爭奪，一二〇六年，鐵木真統一蒙古，在斡難河繼蒙古大汗之位，號「成吉思汗」。十三年後，蒙古西征。蒙古草原上這股驟然爆發出來的能量和民族大遷移一樣，顛覆了整個世界，無論是中國、伊斯蘭世界還是基督教世界，統統在這股蒙古狂飆下徹底地改變了。

因為蒙古，世界歷史在西元一二〇〇年走向了另外一個方向。

在科學上有一個大生命的概念，就是把地球和其他星球也看成生命，因為地球也有誕生，也會老去，也會毀滅，只不過這個生命的週期要用億年來計算。既然是生命，就會生病。在黑死病爆發之前，地球就處於生病的狀態，它的病是由於人口增長導致的環境破壞。

讓我們把地球擬人化一下。人會生病，尤其是被細菌感染後，局部會出現病症，那裡的有害細菌大量繁殖了，如果不及時治療，細菌就會進入身體，跑到身體的其他部位，引起多部位或者全身性的感染。所以一旦出現細菌感染，就必須在感染嚴重到威脅生命之前，採取各種手段把病症消除，同時進行整體性的抗菌治療。

一二〇〇年的地球就相當於一個被細菌感染的人，感染的部位有兩個，其一是歐洲。約西元七五〇年到八〇〇年開始，歐洲進入一個相對溫暖的時期。溫暖的氣候使得歐洲的田地變成良田，到了十一和十二世紀，歐洲的糧食產量大幅度上升，產量比羅馬帝國末期增加了一倍。農業技術也有了長足的進步，歐洲的生活水準獲得很大的改善，一個直接結果就是嬰兒潮。從一千到一千兩百五十年，歐洲各國人口普遍增加了一到三倍。西元七〇〇年時，歐洲只有二千五百萬人口，到一三〇〇年就達到七千五百萬到一億之間。其中法國人口從五百萬增長到一千六百萬到兩千四百萬之間，英國人口從一百五十萬增長到五百到七百萬，德國人口從三百萬增長到一千兩百萬，義大利人口從五百萬增長到一千萬。一三〇〇年的歐洲各國，人口增長到前所未有的數量。人口的增長導致大城市的出現，西元八〇〇年時歐洲沒有人口超過兩萬的城市，而到一三〇〇年僅巴黎就有二十一萬人，擁有超過十萬人口的城市還有米蘭、倫敦、佛羅倫斯等。農村的人口也快速膨脹著，結果森林面積開始急速下降，歐洲的生態環境迅速惡化。

另外一個部位在中國。中國這塊土地，在沒有美洲那些高產作物傳入之前，對人口的承受能力是極其有限的，一旦超過某個極限，就會出現瘟疫或者戰亂，導致人口大幅度下降，周而復始。

中國人口增長始於戰國時期，由於農業水準的提高，各諸侯國的總人口超過了兩千萬。秦滅六國導致人口下降，秦統一六國之後，全國人口又超過兩千萬。秦末的戰爭導致人口嚴重下降，西漢初期全國人口在一千五百萬左右。到了西漢末年，全國人口將近六千萬，超過了土地承受的極限。又一場戰亂之後，東漢初，全國人口為兩千八百萬，不到原來的一半。到東漢末，全國人口達五千八百萬，又一次到了上限。三國歸晉，全國人口只剩下一千六百萬，不到原來的三分之一。其後到隋朝，人口達到四千六百萬，經過戰亂和瘟疫後，到唐太宗時人口為一千兩百萬，勉強超過原來的四分之一。盛唐時全國人口五千兩百萬，又一次達到上限，經過安史之亂等，唐末人口只剩兩千萬，這個數字一直維持到了宋初。

從北宋開始，和歐洲的情況一樣，中國的人口開始快速增長，到北宋末年超過一億，經過一場戰亂，人口總數短暫下降，南宋後又恢復到上億水準。到一二〇〇年，中國這塊土地上的總人口達到一億二千百萬，比之前歷史最高水準高出一倍。雖然疆域擴大了，土地開墾得多了，但這些都不足以長期養活多了一倍的人口。和歐洲一樣，中國的生態環境也在迅速惡化。

兩個部位的感染嚴重成這樣，地球要怎麼辦？

辦法有兩種，一是開刀，把感染部位切開，把腐爛的組織切除，膿水清理乾淨，讓空氣殺死造成壞疽的細菌，進行局部消毒等；二是用藥，服用藥物來殺死細菌。

地球先採取開刀的辦法，這把刀就是蒙古彎刀。

在中國人口達到歷史頂峰的時候，蒙古吞金滅宋，到一二九〇年，中國的人口約為七千五百萬人，比全盛時減少了五千萬人，大大緩解了生態環境的壓力，但還是超過了土地承受的上限。

從全球來看，一二三六年，以拔都為統帥，蒙古諸王率十五萬大軍再次西征，一路橫掃，直到匈牙利。這次西征奠定了欽察汗國的基業。蒙古軍隊素來肆意殺戮，所過之處，幾乎成了無人區。在征服俄羅斯後，大破波蘭及日耳曼聯軍於萊格尼茨（Liegnitz）。一二四一年四月九日，蒙古大軍再破歐洲聯軍並擒殺統帥亨利二世，兵臨維也納城下。整個西歐已經無力抵抗蒙古雄師。就在這時，大汗窩闊台的死訊傳來，拔都回軍，西歐才免去了被征服的厄運。

窩闊台死後，蒙古人很快再度出征，一二五九年伊斯蘭世界的中心巴格達被蒙古人攻陷，這場浩劫大幅度減少了中東地區的人口。

蒙古西征，中亞地區幾乎成了無人區，用這種殘暴的手段解決了中亞和中東的人口壓力，但是對於歐洲，尤其是西歐的人口數量並沒有任何影響，這樣一來，這把手術刀就沒有完成它的任務。地球全身的感染只是得到了抑制和舒緩，局部感染病症並沒有完全消除，病情還是很嚴重，在這種情況下，地球只好採取另外一招，也是最後的辦法：用藥。

這劑藥就是黑死病。

再小的事也可能改變歷史

一度，歐洲的人口繁榮造成貿易的繁榮，特別是地中海的商業活動非常活躍，義大利人扮演著歐洲商人的角色。但是由於東西商路被穆斯林控制著，歐洲人從阿拉伯中間人那裡買東方貨物要多付三倍價格，這樣一來，歐洲的財富持續不斷地流入伊斯蘭世界，讓基督徒們對穆斯林恨之入骨。蒙古西征，使東西貿易之路上的穆斯林大大減少，從而降低了歐亞之間的貿易成本。加上蒙古人鼓勵貿易，所以義大利人得以途經裏海，到達地中海。

經地中海航行到了克里米亞半島的熱那亞人打跑了威尼斯人後，恭恭敬敬地從大汗那裡要來卡法這塊土地，建立貿易殖民地，壟斷了黑海貿易。不僅販賣絲綢皮毛等貨物，還販賣奴隸，因為大骨架的烏克蘭奴隸在歐洲和中東非常受歡迎。沒想到卻因此觸怒了脫脫汗，人都被當奴隸賣了，汗國軍隊的品質快速下降，脫脫一怒之下於一三〇七年兵臨卡法，次年熱那亞人守不住了，焚燒城市後逃回義大利，直到一三一二年脫脫死去後，熱那亞人才重回克里米亞，再次建起了卡法城。

又過了幾十年，卡法成為中世紀發展最快的城市，七、八萬操著不同語言的人擠在狹窄的道路上，整個城市如同一個大集市，港口停泊的船隻通常達兩百多艘。從卡法進亞述海，來到塔那，然後走陸路，可以直通北京，這條路就是蒙古西征而新開拓的北商路。

卡法和塔那雖然是基督徒的地盤，但宗教信仰歸宗教信仰，生意歸生意，很多穆斯林商人也住在這裡，時間長了難免會發生衝突。一三四三年在塔那，義大利商人和穆斯林商人之間因為很小的事發生口角，從相互推搡到飽予老拳，進而演化成一場大規模的打鬥，突然刀光一閃，一位穆斯林倒地身亡。

殖民地當局當然偏袒自己人，穆斯林也只好忍氣吞聲。就在熱那亞人以為這次衝突又能大事化小的時候，一支蒙古大軍兵臨塔那，自稱是穆斯林保護人的大汗札尼別要求懲辦兇手，被殖民地拒絕後揮軍進入塔那，以寡敵眾的義大利人並沒有潰逃，而是且戰且退地進入卡法，倚仗堅固的城牆和蒙古人死戰。

蒙古人用武力征服了世界，卻被各種宗教征服了心靈。蒙古人在宗教信仰上採取拿來主義，無論是佛教、天主教，還是伊斯蘭教，統統都相信。即便是信仰伊斯蘭教的可汗在位，對基督教也很寬容。但是一股狂熱的伊斯蘭化浪潮正在興起，欽察汗國也不例外。塔那的衝突給了信仰伊斯蘭教的札尼別汗一個很好的藉口，不僅企圖將基督教勢力徹底趕出克里米亞，甚至想要進軍西歐。在他眼中，以欽察汗國之實力，踏平一個小小的熱那亞殖民點應該和幾十年前一樣容易。

身著黑色戰袍的蒙古軍隊從四面八方如黑雲一樣湧向卡法，將城牆圍得水泄不通。熱那亞人除了堅固的城牆外，還有靠海的便利，而且此時的蒙古大軍已經不是西征時那無堅不摧的彎刀了。西征時那些攻堅技術已經不復存在。歐洲人也不像西征路上那些伊斯蘭國家，長期以來他們的戰爭模式就是圍城和守城，根本不習慣野戰。四十年前的教訓讓熱那亞人把卡法城牆修得異常堅固，而且背靠海灣，不會出現食物供應不足的情況，這一次他們不再輕易放棄。

卡法城如同一顆堅硬的石頭，札尼別的大軍在城外屯兵四年之久，就是無法攻進城去，只好於一三四七年撤兵而去。

就在同一年的十月初，一艘卡法的商船來到義大利西西里的墨西拿（Messina）。

當時在古羅馬的土地上，還沒有統一的義大利，只有一個一個的城邦小國。鬆散的政治統治和處於貿易要道的優勢，使義大利享受著繁華，文藝復興的苗頭開始出現，儘管只是表現在工匠或者藝術家們從古人遺留下來的藝術品中吸取靈感，用於教堂裝飾上。

教會和過去幾百年一樣，嚴格地控制著人們的生老病死。從教堂裡傳出的主的意志就是社會生活的守則。雖然鄂圖曼土耳其人已經將東羅馬帝國趕出小亞細亞，但義大利人對此並不擔心，因為全能的上帝是無所不在的，他們相信被異教徒圍困了四年之久的卡法之所以轉危為安，就是因為熱那亞人按時上教堂祈禱，按時捐獻，結果受到了上帝的保佑。

和過去幾百年一樣，人們在上帝的影子下按部就班地生活，沒有太多的欲望和追求，在祥和的秋天傍晚忙碌的西西里人也是如此。地中海秋天的風是那麼的涼爽宜人，港口船來船往，人們並沒有注意這艘熱那亞商船上下來的委靡不振的水手和商人，以及幾隻黑色的小東西。

幾乎在熱那亞人下船的同時，瘟疫便在墨西拿流行起來，人們身上出現腫塊，咯血、嘔吐，三天後死亡，不僅和他們談過話的人會跟著死亡，連接觸他們的人，甚至觸摸他們衣物的人都會死亡。

這樣一來，罪魁禍首很容易確定，那艘熱那亞船被驅逐出境，但整個城市已經籠罩在死亡的陰影之下。病人在痛苦地掙扎，沒有患病的人丟下患病的親人，火速逃離這個地獄般的城市，逃難的墨西拿人把瘟疫帶到整個西西里，很短時間內，起碼三分之一西西里人失去了性命。

那艘船離開西西里後於十月底抵達家鄉熱那亞，熱那亞已經得知西西里流行瘟疫的消息，當局沒有允許船靠岸。那艘船只好前往法國馬賽，把瘟疫帶到對此一無所知的港口。很快馬賽開始流行瘟疫，馬賽當局也驅逐了這艘瘟疫之船。人們最後一次看到它時，它沿著西班牙海岸駛向大西洋，永遠地消失在歷史之中。

一劑猛藥已服下，等待看它的效果吧。

無法抗爭

熱那亞人是從事國際貿易的，做這一行最重要的是消息靈通，靠著廣布的關係網，熱那亞人及時得到了西西里流行瘟疫的消息，也瞭解到瘟疫之船的情報，得以在那艘船到熱那亞之時成功地將它擋在港口之外，沒有讓瘟疫進入熱那亞。

可惜防不勝防，十二月底，另外一艘來自卡法的商船回到家鄉，等船上水手們上岸後當局才發現他們病得非常厲害，之所以著急趕回來是希望能死在故鄉。當局趕緊行動，像對待入侵的敵人一樣，用點火的弓箭和其他武器將船趕走，可是已經太晚了。一三四七年的最後一天，瘟疫在熱那亞出現。和西西里一樣，九萬熱那亞人中的三分之一死於這場瘟疫。

同樣，由於熱那亞人倉皇出城逃難，瘟疫被帶到威尼斯、羅馬和義大利。法國、西班牙、英國、俄國等國也開始相繼流行瘟疫。四百萬英國人在三年之內死了一百五十萬。和以往不同，過去某地出現瘟疫後，人們可以逃到沒有瘟疫的地方，可這一次整個歐洲都在流行瘟疫，人們無處可逃。各種隔離的辦法都不能阻斷瘟疫，人們始終不明白瘟疫是怎樣傳播的，整個社會如同到了末日一樣，人們不再和瘟疫抗爭了，索性及時行樂，對其聽之任之。

這場瘟疫在歐洲一共流行了三年，然後突然從歐洲消失，開始在伊斯蘭世界流行。歐洲被這場大瘟疫折磨得千瘡百孔，由於死亡的人數太多太快，根本不可能加以詳細統計，只能做出大致的估計。一三四七年全歐人口在七千五百萬到一億人之間，這場瘟疫殺死的人數在二千五百萬到五千萬之間，也就是說百分之三十到百分之六十的歐洲人被瘟疫殺死，就死亡人數佔總人口的比例來說，再沒有任何一場瘟疫可以與之相比。直到一百五十年後歐洲人口才恢復到一三四七年的水準。

這場瘟疫當時被稱為大瘟疫、大死亡。一八三三年，有人根據病程晚期病人因為內出血造成皮膚發黑的現象，用黑死病來形容這次大瘟疫，黑死病這個名詞從此就成為這場瘟疫的統稱。

黑死病是地球給自身下的一劑猛藥，就如同口服藥物一樣，藥物不僅對病症處的細菌有殺死或抑制作用，也會影響到體內的其他細菌，服用藥物時，整個身體的細菌數量都會下降。黑死病也一樣，它並沒有只殺死歐洲人，在歐洲流行期間和之後，黑死病也在伊斯蘭世界流行，一樣殺死了大量的人口。

伊斯蘭世界當時是世界的中心，既不像歐洲那樣被武力擠壓在西邊，也不像中國那樣由於地理條件偏安於東邊，因此有迴旋餘地，沒有讓黑死病整得九死一生。中國則和歐洲一樣，作為感染的部位，成了這劑猛藥的重點打擊對象。

一三四七年，當札尼別汗非常鬱悶地從卡法城解圍而去之時，北商路的另一端那座當時被稱為元大都的北京城內，元帝國的第十一位皇帝元惠宗孛兒只斤妥懽帖睦爾的心情還是很舒暢的。

此時龐大的蒙古帝國早已分裂，各地的蒙古汗多不承認元帝國的共主地位。在黃金家族之中，從成吉思汗那裡算起，元惠宗是札尼別的叔叔。他是成吉思汗四兒子拖雷的後人，欽察汗是老大朮赤的後人。

孛兒只斤妥懽帖睦爾更為人熟知的名字叫元順帝，這是朱元璋封給他的蔑稱，認為前朝這位末代皇帝順天應人，把江山拱手給了自己。三百年後把這位洪武皇帝傳下來的江山換成煤山歪脖樹上一條褲腰帶的大明朝最後一位皇帝崇禎有句名言：「朕非亡國之君」，至正七年（一三四七），孛兒只斤妥懽帖睦爾怎麼看也不像一位亡國之君。他身為明宗長子，自幼母親被殺，他先被流放到朝鮮，然後到桂林。弟弟寧宗去世後奉太皇太后繼大統，因為左丞相燕鐵木兒的反對，次年也就是一三三三年才繼位，而燕鐵木兒的兒子唐其勢的叛亂兩年以後才平定。其後右丞相伯顏把持朝政、排擠漢人。直到在脫脫幫助下廢黜伯顏，他才重掌朝政，一改伯顏舊制，重開科舉，重用漢人，修遼金宋三史。一三四七年的元帝國皇帝兼任蒙古帝國的共主，看上去頗有中興之主的威風。

蒙古的王公們就像是一群好鬥的猴子，打完外人後自己內鬥，內鬥完了再去打外人。無論是中原的元朝，還是遍及歐亞的各個蒙古人當家做主的國家，幾乎沒有一個願意享受清閒的。蒙古汗位的傳承在漢人的眼裡是一筆糊塗賬，兄弟叔侄之間轉來轉去，非得畫一張比紅樓夢人物關係還複雜的圖表才能弄明白。比如這位惠宗，他繼承的是弟弟寧宗的皇位。

寧宗前面的皇帝是文宗，是他們哥倆的叔叔，名叫圖帖睦爾，也是中國歷史上當了兩回皇帝的兩個皇帝之一，另外一位是明朝的英宗朱祁鎮，這位皇帝因為率領五十多萬人去剿蒙古匪徒，結果被對方活捉了去，放回來時皇位歸了弟弟，苦熬了好些年頭才復辟的。

元文宗的經歷就更有趣了，奪回了自己家的皇位也登基了，突然覺得長兄為父，便把皇位讓給大哥，沒過多久又後悔了，把大哥毒死後第二回當皇帝。臨死的時候良心又發現了，把皇位還給大哥的孩子，誰知道富貴逼命，七歲的孩子當了五十天皇上就死了，於是輪到從小沒人疼的妥懽帖睦爾。妥懽帖睦爾在位三十八年，死的時候中原已經屬於朱元璋了，大元也成為北元，開始分崩離析，可是二十三年前，這種結局人們連想都不敢想。

虎狼之藥

妥懽帖睦爾是元代的皇帝中活得長，在位時間也是最長的。妥懽帖睦爾的帝位得來似乎靠的是運氣，首先是他叔叔文宗臨死前又成了好人，其次是他弟太沒福氣。運氣好的人有的是，只不過妥先生的運氣是建立在他叔叔——元文宗這位黃金家族的異類非常古怪的行為上。從微生物學的角度看，每天繁殖上百萬代的細菌都很難發生針對外界環境的本質上的基因變異，黃金家族才三、五代人，就能出這麼一位異類？

至順三年，也就是西元一三三二年，這位異類表現得最奇異，他突然不明原因地死了。如何死的？史書上照例說不清楚，死時才二十九歲，給人留足了猜測的餘地。不過後世的人看來看去，認為這麼陰險毒辣的人讓別人害的可能性不大，要是病死吧，年紀輕輕會得什麼病呢？

如果把圖帖睦爾的病例讓現代醫學專家分析一下，專家會說首先他有精神病，因為快死時想起對不住哥哥，這種人在帝王級別裡屬於精神極端不正常的。但是精神不正常一時半會兒又要不了命，因此肯定另有原因。

科學家們根據樹齡整理出過去兩千年全球的天氣變化情況，發現有四個最大的災年，其中就有一三二五年，元文宗死前七年。《元史》記載，圖帖睦爾在位期間，蟲子把桑葉吃光，各處死者十有八九的疫情已經不存在了。但根據當時歐洲人、阿拉伯人的記載，發現這段時間，河北一帶疫情雖然沒有死者十有八九那麼嚴重，但的確發生過一場大的瘟疫。伴隨著瘟疫而來的，是天下開始大亂。歷史學家相信，這場瘟疫就是鼠疫。因此一三三一年被國際公認為黑死病的起點，也就是說黑死病最先出現在中國。

黑死病在大都周圍流行，第二年二十九歲的文宗死了，七歲的寧宗也死了，等不在大都的妥懽帖睦爾趕回來即位時，瘟疫流行結束，他因此很「順」理成章地撈到一個皇位。他叔叔死前的舉止也很好理解了，在黑死病那種世界末日的氣氛中，圖帖睦爾覺得這是老天對自己殺兄的懲罰，在病中趕緊把帝位傳給大哥的孩子，希望能躲過浩劫，可最終還是死於鼠疫。

各種高傳染性疾病的流行都是有始有終的，可能受氣候、人群密度等因素的影響，流行一段時間後就會消失。妥懽帖睦爾趕回北京，鼠疫正好消失了，這場鼠疫應該就是黑死病的前奏，很可能是同一株細菌，但黑死病進入歐洲後，細菌發生了變異，毒力大大增強了。

妥懽帖睦爾意外地登上皇位後，也算是勵精圖治，面對上一代留下的爛攤子，十年征伐加上招安，使大局慢慢穩定下來。一三五一年，朝廷開挖河道，疏通黃河，徵召各路民工。本來是利國利民的好事，結果「石人一隻眼，挑動黃河天下反」。紅巾揭竿而起，天下徹底大亂。而人在大都的元順帝突然精神分裂似的，本來皇帝做得好好的，卻突然變得荒淫無比，江山也隨它去了，整天和番僧胡天黑地。這是因為黑死病在歐洲橫行三年後，於一三五一年轉向伊斯蘭世界，又經商道來到中國。大疫再次出現，而且更加奪命，有了上次的慘痛教訓，老百姓乾脆豁出去了，造反吧。

紅巾起義同時，從一三五二年開始，大疫一場連著一場，社會秩序大亂。這年正月，冀州、保德州大疫。夏天，龍興發生大疫。一三五三年，黃州、饒州大疫。年底，大同路大疫，「死者大半」。一三五六年春，河南大疫流行。一三五七年昌州大疫。一三五八年六月，汾州大疫。「兩河被兵之民攜老幼流入京師，重以饑疫，死者枕藉」。宦官朴不花出錢雇人收埋死者屍體，到一三六〇年四月，京城一共掩埋了二十餘萬人。一三五九年春夏，鄜州、莒州和廣東南雄路大疫。一三六〇年夏，南方疫病流行。兩年之後的春夏之交，又一次出現大疫。

歷時兩年的大疫，僅大都就掩埋了二十多萬具屍體，如此具有毀滅性的疫病，在國際上也不多見。雖然死者中有很多因躲避瘟疫湧進大都的災民，但也僅僅是附近的人。按這個比例推算，整個中國死於瘟疫的總人數絕對不低於歐洲的二千五百萬。一二〇〇年中國人口一萬兩千三百萬，到一四〇〇年只剩下一半，為六千五百萬人。其中固然有戰亂和暴虐統治的原因，但是起最大作用的還是黑死病。據西方學者估計，一三三三年黑死病在中國第一次流行便殺死了一千三百萬人，在整個亞洲估計一共殺死了二千五百萬人。而從一三五一年開始的第二波黑死病流行，造成的死亡人數比上一次起碼多一倍，兩次加起來，亞洲死於黑死病的人數遠遠高於歐洲。

黑死病控制了全球人口數量。在黑死病大流行之前，地球總人口估計有四億五千萬，到一四〇〇年，地球總人口在三億五千萬到三億七千五百萬之間。通常來說，大瘟疫之後，人類的生育力會增強，黑死病大流行之後的五十年間，地球上起碼多出來幾千萬人，因此全球被黑死病殺死的總人數應該在一億以上。

黑死病確實是一劑虎狼之藥，從控制人口數量的角度，它為地球解決了嚴重的健康問題，使重病纏身的地球脫離了險境。

來路

黑死病這個死神在歐洲到處遊蕩，人們在地獄般的黑雲籠罩下掙扎，本來擁擠的街衢，現在到處空蕩蕩。死的人一多，人命就開始值錢了，與人本身密切相關的人文主義開始出現。早在黑死病氾濫初期，薄伽丘便寫出了歐洲人文主義文學的第一部代表作《十日談》，歐洲在黑死病的陰影籠罩下迎來了文藝復興的曙光。

文藝復興讓歐洲人解開了心靈枷鎖，開始睜開眼睛看世界。首先審視自己的歷史。於是他們非常驚訝地發現，黑死病的悲劇並不是第一次發生，類似慘狀在羅馬帝國末期已經發生過一次了。

上文講過的根據樹齡計算出的過去兩千年內的四大災年中的其中一年就是五四〇

年，這一年，中國黃沙漫天，歐洲寒冷如冰河期。五四一年，瘟疫出現在埃及，次年出現在君士坦丁堡，五四三年義大利和敘利亞成為疫區，然後是波斯。五四五年波斯人與拜占庭人因此不得不休戰。這場瘟疫的死亡率極高，估計殺死了拜占庭帝國三分之一的人口。以帝國的首都君士坦丁堡為例，高峰期起碼每天平均死亡五千到一萬人。三個月後瘟疫消退，君士坦丁堡一半人死亡。

五九〇年，瘟疫再次出現在羅馬，教皇貝拉吉二世（Pelagius II）病故。其後十年，瘟疫橫行歐洲。直到七四六年，瘟疫再度蔓延帝國全境，拜占庭和希臘的死亡人數甚為巨大，之後這波大瘟疫才消失，前後綿延兩百年。這場大瘟疫被稱為「查士丁尼大瘟疫（Plague of Justinian）」。根據歷史學家的統計，這場瘟疫的第一波殺死了地中海東部四分之一的人口，保守估計這兩百年間歐洲一共有二千五百萬人死於瘟疫，誇張一些的統計達到一億。在五四一到七〇〇年之間，歐洲人口減少百分之五十到百分之六十。查士丁尼大瘟疫就是第一次鼠疫大流行，與黑死病的破壞力相當，使歐洲人口數量減少了一半多。中國的隋朝在這場瘟疫流行期間，幾次征遼失利，最終滅亡。

第二次鼠疫大流行，在東西方導致了不同的結局。西方，如同浴火重生，歐洲人從文藝復興開始，進入了征服世界包括微觀世界的征途，因為他們看到了輪迴，看到了一次比一次更兇猛的瘟疫，他們知道如果這樣下去，下一次很可能遭滅頂之災，因此他們必須走出宿命，掌握自己的命運。正是黑死病，給了歐洲人無畏的勇氣。然而，這種煉獄之後的思想解放並沒有在中國出現，中國依舊陷入老套的循環之中。黑死病讓漢人推翻了異族統治，他們因此心滿意足，卻把世界讓給了歐洲人。

蒙古人成了黑死病的犧牲品，他們做夢也不會想到，這場黑色風暴完全是他們一手造成的。

對於一三四七年的歐洲人來說，這場瘟疫來得一點道理都沒有，他們在想，自己是對上帝如此謙恭的人，怎麼能夠受這樣的懲罰？萬能的上帝哪裡去了？特別是有著驢子脾氣的熱那亞人，一定要洗脫自己的罪名，於是他們順著瘟疫之船的航行線路，把矛頭指向卡法，找到了一位歷史見證人。此人名叫德・莫西斯，他描述了在卡法圍城時發生的事情。根據他的描述，欽察汗國的大汗札尼別下令用拋石機將病死的士兵屍體拋入城內，於是瘟疫便在卡法流行開了。

正是靠著莫西斯的證言，長相非常具有蒙古人特徵的札尼別先生便成為比他先祖鐵木真先生、拔都先生還著名的蒙古王公，因為他是生物細菌戰的祖師爺。莫西斯的目擊證詞給了基督徒一個合理的解釋：並非他們不夠虔誠，他們的主也沒有降罪於他們，是異教徒把瘟疫帶給了他們。從黑死病的年代到近代，莫西斯的話被視為不容改變的歷史真相，直到今天還在種種場合出現，甚至出現在非常嚴肅的作家的筆下。札尼別汗，不管有沒有提到他的名字，在成群的人體生物炮彈的飛旋之中顯得越來越邪惡。

近代以來，隨著黑死病病原的確認，人們開始懷疑起莫西斯那曾經被認為是千真萬確的記載。人們首先發現，莫西斯並非像他信誓旦旦地說的那樣，是卡法城裡的倖存者。欽察汗國大軍圍城時他根本就不在卡法，他筆下記載的是從商人和從克里米亞來的逃難人的嘴裡道聽塗説來的，而他在這些本來就灌水很多的陳述之上又很義大利化地昇華了一番。對莫西斯記載最大的質疑，是關於黑死病的傳染性，根據全歐洲各處的記載，人幾乎是一接觸病原就倒地，怎麼還能有人把屍體運到城牆下，裝好了扔到城裡去？僅僅是運輸一項，蒙古大軍就會灰飛煙滅。

更為可疑的是，莫西斯似乎沒有考慮到中世紀時是怎麼圍城的。那年月圍城就跟現在的網路炒作一樣，次數多得連看熱鬧的都厭倦了。歐洲到處是大城堡中城堡小城堡，在沒有什麼有效攻城武器的處境下，進攻的一方只能圍城，直到把一個城的人都餓成癟臭蟲，讓他們自己投降。一旦圍起城來就長年累月，大多數結果是被圍的和圍城的都筋疲力竭，一拍兩散下次接著圍。卡法圍城也是同樣的情況，一圍就圍了四年，非常符合當時歐洲的軍事習俗。這種圍城的一個要點，就是離城牆起碼一千米遠，否則會被城頭的箭和火器傷著。莫西斯大概是參考了一戰的大炮來為蒙古人設計出了能把身體拋到一公里以外的投石機。

不過莫西斯說對了一點，黑死病的確是隨著蒙古大軍來到卡法，然後從這裡傳到君士坦丁堡和希臘各地，再傳到歐洲、非洲和中東的。那一艘被視為邪惡之船的熱那亞商船並不是把黑死病帶入歐洲的唯一途徑，在卡法、君士坦丁堡和其他已經被黑死病光臨的地區，黑死病被過往船隻不斷地帶到地中海沿岸的港口，然後向內陸進軍。

源頭

在蒙古帝國興起之前，歐亞之間的貿易已經很繁榮了。當年的商人，如果只在歐洲內轉悠，由於到處是關稅，掙不了多少錢，有本事的都搞洲際貿易。那年月最熱門的是來自東方的貨物，比如中國的絲綢，可是好幾百年來歐洲到東方的路都被穆斯林把持著，他們賺著貿易中的大頭。

蒙古西征，獲益最大的是歐洲商人，因為二道販子們一多半成了蒙古彎刀下的鬼魂，而且整個歐亞商路全在蒙古人控制下，各蒙古國的君主對商隊實行鼓勵和保護政策，歐亞之間的交通變得非常良好。

自漢武時開拓的絲綢之路是一千多年來歐亞交通的主要道路，此外還有其他幾條通道。而蒙古西征後，從裏海經蒙古草原到北京，又出現了一條捷徑。由於整體上處於蒙古人的管轄之內，這條道路的路況非常好，以致義大利商人們說，可以找個情婦，一路逍遙地就到北京了。當然這只是義大利式的誇張，和今天的道路比較起來，那條路不過是石頭不多的荒野罷了，從裏海到北京起碼也得花上十個月到一年。馬可波羅就是這麼來到北京，就衝他來了就不願意回去的勁頭，那一路上真的談不上有多幸福。

這條路也是元帝國的經濟命脈。經濟是國家的基礎，蒙古人入主中原後並沒有努力恢復生產、發展農業。他們更重視商業，國家運轉幾十年一直靠著貿易獲利支撐。中原的貨物大量輸送歐洲，為帝國賺取白花花的銀兩。雖然中原殘破，大都的惠宗君臣倒也不慌不忙，只要商隊不斷地到來，帝國便高枕無憂。然而黑死病一起，歐亞貿易基本上斷絕了，沒有了這條經濟大動脈，元帝國只能滅亡。

這條商路的中心是高山湖伊塞克湖（Issyk Kul），中國古書稱之為熱海，從這裡東去，道路平坦直通中國；西行，或去卡法，或去巴格達，於是伊塞克湖便成了一個非常繁華的貿易中心。考古學家在這裡發現了早期黑死病的痕跡，時間被鎖定在一三三九年，黑死病花了五、六年從這裡到了卡法。

引起黑死病的鼠疫桿菌的長征應該是這樣的：先在中國流行，然後隨著商隊來到伊塞克湖，在那裡進入旱獺體內，或者和旱獺身上的鼠疫桿菌相互雜交，演變出新株，幾年後被蒙古大軍帶到卡法，在卡法完成了向劇毒化的轉變，在登陸歐洲的那一刻變成了死神。之後再由歐洲沿商路傳回中國。

二〇一〇年，科學家完成了對全球鼠疫桿菌的基因分析，其結果表明，鼠疫桿菌的源頭在中國。加上過去一百年來的各種研究表明，鼠疫桿菌這個人類歷史上最兇狠的殺手之一、地球為人類下的虎狼之藥從遠古起，就存在於蒙古大草原的旱獺身上。在某個時刻，它們突然變性，進入人類，成為死神。

然而，對於人類來說，探求黑死病起因的過程並不簡單。

歐洲人有信仰，於是黑死病出現後，人們紛紛湧進教堂，夜以繼日地向上帝祈禱，乞求上帝顯靈。然而人們很快發現，上帝對於黑死病毫無辦法。

在祈求上帝無效後，人們開始自己想辦法。歐洲有個傳統，一旦出現不好的事，家裡的寵物就遭殃了，因為這些貓和狗很可能成為魔鬼的代言人，於是全歐洲到處宰貓殺狗，大街上全是貓和狗的屍體。

貓和狗被殺死得差不多了，黑死病還是沒有消失，說明是其他原因造成的，他們很快又找到一隻躲在黑死病之後的「邪惡之手」：黑死病原來是一個猶太女人從西班牙帶到法國的，並且通過一個有組織的猶太青年團在歐洲各地散佈。於是整個西歐開始了對猶太人的大規模迫害活動，難以計數的猶太人被殺死。

好在法國國王菲力浦六世不相信這些不著邊際的東西，當時巴黎是西歐的知識之都，巴黎大學有全歐洲最出色的科學家，菲力浦六世相信科學，養兵千日用在一時，他讓巴黎大學的教授們採取前所未有的團隊精神，共同研究出導致黑死病的病因是什麼。

大疫當前，巴黎大學的教授們沒有讓國王陛下失望，他們精誠合作，經過幾個月的認真研究，一三四八年十月他們向國王陛下提交了歐洲歷史上劃時代的集體研究成果：經過一系列精密的研究計算，他們認定，這場瘟疫是因為星球之間的邪惡聯繫腐蝕了空氣的結果，因為出現了這種異乎尋常的邪惡聯繫，外星的氣體得以不斷地污染空氣。

但這項研究成果沒有得到公認，其他的學者持有不同的看法，有人認為是因為地震釋放的氣體隨風傳播導致的。還有一種理論認為黑死病是通過眼波傳播的，讓邪惡之眼看一下就著魔了。

這些理論聽起來神乎其神，落實到防治黑死病上一點用都沒有，星球之間的聯絡是人類所無法控制的，氣體和眼波都是無處不在的，那麼唯一能做的就是隔離，有的城市嚴禁可疑的人進入，有的城市嚴禁集會，連婚禮都在禁止之內。

既然最有知識的教授和占星術士也就是這個水準了，有關當局只好求助於醫生。當年醫生的社會地位等同於工匠，黑死病大大提高了醫生的社會地位，因為人們相信醫生們天天接觸病人，他們或許能從實踐中找出抑制黑死病的辦法。醫生們認為既然病人都是要死的，於是放手進行治療。各地的醫生各有各的招數，有的處方是最難吃的食物，辛辣的、全是血的東西，有的直接串通神父讓病人祈禱，還有的在病人家中或門口放火，企圖把惡氣燒光。至於預防措施，很簡單，能跑多遠就跑多遠。最後連醫生自己也堅持不住了，爭先恐後地逃走，實在逃不動的也堅決不看黑死病病人了。

為了搞清黑死病的原因，本來被教會嚴禁的屍體解剖也可以進行了，而且是奉旨解剖，看看人的身體裡面到底發生了什麼事。醫生們在解剖屍體時發現死者淋巴結腫大，肺部出現病症。

走出閉環

答案沒有找到，黑死病大流行結束了。沒等歐洲人歡慶，黑死病又回來了，其後一百五十年裡，每隔六到十二年，歐洲大陸的某個不幸的地方就會流行一次鼠疫，這些鼠疫非常有效地把歐洲人口控制在很低的水準。黑死病大流行一百年後，歐洲的總人口估計比黑死病大流行之前少了百分之三十到百分之四十。黑死病之後的歐洲社會從一個年輕人的社會變成老年人的社會，陷入發展遲緩狀態。一四〇〇年的歐洲由於沒有足夠的青壯勞力，到處殘破不堪，橋樑道路年久失修。

一五〇〇年以後，黑死病改成每十五到二十年出現一次，歐洲的人口數量終於從谷底回升了。倫敦、巴黎、巴賽隆納、羅馬很快成為當時的現代化城市，城市的人口數接近黑死病之前的水準。於是較大規模的鼠疫流行就出現在這些城市裡，每一次至少會殺死百分之二十的居民。威尼斯保存了相當完整的居民統計資料，一六二四年該城有居民十四萬兩千八百零四人，一六三〇到一六三一年出現鼠疫大流行，之後只剩下九萬八千兩百四十四人，減少了三分之一。一六五一年到一六五三年發生在巴賽隆納的大鼠疫殺死了百分之四十五的居民，比黑死病時期的死亡率還要厲害，有的城鎮死亡率甚至達到百分之八十到百分之八十五。

黑死病使歐洲人口在其後的一百年內處於一種慢性下降中。由於人口快速減少，能幹活的人就更少，結果勞動力的價格狂漲，再也沒有黑死病之前那種三條腿的蛤蟆不好找、兩條腿的人好找的情況了。不僅要多給勞力工錢，即便能雇到人，對方也是稍稍不滿拍屁股就走，外面有的是工作機會。這麼一來，雇主只能轉嫁成本，於是各種貨品的價格都紛紛上漲。唯獨食品的價格直線下降，因為地廣人稀，生產出來的食品吃不完，老百姓不僅不再挨餓，反而吃得更好。

黑死病之後，歐洲社會也開始出現巨大的變化。黑死病的流行幾乎等同於一次土地改革，其結果是土地多得沒人要。黑死病造成的高死亡率解決了人口和資源的死結，特別是衝破了土地和土地擁有者對農民的束縛，恢復了廣大農民的人身自由。糧食不值錢，雇工的價格還特別貴，地主們唉聲歎氣，廣大下層百姓生活水準卻越來越高。最得實惠的是農民，只要能種地，走到哪裡都有人雇你。這個莊園主給的低了，把傢伙一扔換一家。不願意給人種地也成，歐洲無主的土地有的是，不僅能擁有自己的田地，而且還能挑好的。

黑死病大流行的五十年之後，歐洲農作物單位產量上升，就是因為農民都挑良田耕種，等於是休耕。原來地太少了，家裡的地只能傳給大兒子，其他的孩子當十字軍去。現在地多得兒子分完了還能分給女兒。原來舒舒服服的莊園主現在沒人肯幹了，新興的地主也要求擠進上流社會，於是新的社會矛盾出現了。為了保護老地主們的利益，英王愛德華三世從一三四八年開始多次發佈法令，凍結工資，不許撕毀勞動合同，不許不接受雇用，企圖用官方手段解決勞動力價格上漲的問題，結果導致農民反抗。

大地主們只能想別的辦法，從勞力密集的種莊稼改成低勞力強度的放牧，很多莊稼地改成牧場，作為工業革命之一的紡織業的出現，就是因為放牧的太多，得想辦法處理羊毛。勞力的短缺是引發工業革命的一大原因，因為個時候月不革新就得倒閉，於是用技術替代人成了大趨勢。戰爭也不例外，原來人有的是，都使用人海戰術。黑死病過後兵源少了，士兵的薪水越來越高，相比之下武器裝備就顯得便宜了，為了殺傷對方最有價值的軍事資源、兵力，火器得以飛速發展，很快，歐洲的軍事技術開始領先於世界。

黑死病還大大提高了婦女的地位，由於缺少勞動力，不得不讓婦女頂半邊天，婦女的社會地位得到空前的改善。

黑死病之前，歐洲對書籍的需求已經相當高，但那時人工便宜，書籍的製作是一項繁重的體力勞動。黑死病之後，靠人是做不成書了，於是印刷業得到極大的發展，上千萬冊書被印了出來，進一步促進了文藝復興。

黑死病也迫使歐洲人走出自己的天地，來到了美洲大陸。美洲大陸人口數量大約在五千萬到一億之間，原住民的祖先是一萬兩千年前經過白令海峽陸橋來到新大陸的獵人，之後地球氣候再次變暖，導致白令海峽陸橋消失，短暫相連的兩個世界在其後一萬多年間彼此隔絕。

雖然都在一個地球上，但舊大陸和新大陸的生態環境是不同的。人類來到新大陸後同樣入侵動物的領地，但和舊大陸不同，新大陸的動物從來沒有見到這麼智慧的獵人，牠們根本不會保護自己，在這場不對稱的戰鬥中，新大陸的動物相繼滅絕，兩千年之內，整個新大陸已經不存在中型以上的動物了。由於動物滅絕得太快，新大陸的人類沒有能力像舊大陸的人類那樣馴化飼養動物，這樣一來就不存在動物細菌入侵人類的問題，鼠疫、天花等高傳染性疾病在舊大陸人到來之前根本不存在。

歐洲人把舊大陸的病菌帶到新大陸，導致沒有免疫能力的新大陸居民死去了百分之九十以上。歐洲人無法奴役土著印第安人，只好採取殖民的辦法，一下子解決了歐洲的人口危機，那麼大的新大陸，到處空蕩蕩的，直到進入二十世紀後，美國還是缺人缺得厲害，幾千萬歐洲人來到美洲，歐洲因此走出了人口增長的閉環。

國家興亡自有時

歐洲人來到美洲，對於美洲來說，就像一種新的病菌入侵，和已經感染著這個部分的另外一種病菌爭鬥，爭鬥的結果，原來的那些病菌基本上死光了，新入侵的病菌數量還很少，沒有到致病的程度，其效果是良性。

歐洲人在美洲找到了黃金白銀這些硬通貨，可以用來購買亞洲的商品，也把美洲的傳染病帶回了歐洲。

幸好美洲土著人沒有太多傳染病，被帶到歐洲的只有梅毒。梅毒螺旋體造成的性病，被哥倫布船隊帶回西班牙，幾十年後被西班牙人帶到義大利，這時候梅毒螺旋體已經發生了變異，在全歐洲大流行，殺死了五百萬人。

歐洲人還把美洲的農作物帶了回來，其中最著名的是菸草，結果吸菸成為時尚。其他則以玉米和薯類為主，這類作物單位體積所含的營養成分低，但相當高產。這種優勢在農業技術水準不高的美洲印第安人手中並不明顯，可一旦到了舊大陸人，特別是中國人手中，產量便大大增加，這就使得土地所能承受的人口總數大大增加。明朝在美洲作物傳入後人口快速增長，在一六三〇年時達到一億六千萬，原有的土地承受能力極限被突破了。

新大陸的發現對於人類整體來說，是一次飛躍，困擾舊大陸各地的土地承受上限因為新大陸的高產作物而大大地提高，地球的人口數量又一次爆炸性增長，黑死病的藥效由於新大陸的發現而消失了，人類也因此未遭滅頂之災。

就在這個時候，鼠疫又開始活躍了。

明朝取代元朝，恢復漢人文化，幾度遠征沙漠，徹底消滅了北元殘餘，出現了鄭和下西洋的壯舉。在鼠疫流行史上，鄭和遠航也是關鍵因素之一，因為很可能就是鄭和船隊把鼠疫桿菌從中國帶到了非洲。

明王朝經過兩百多年的休養生息，外加美洲高產作物的引進，使人口總數不斷增加，達到一億六千萬，以明朝的疆域和農作物產量的供養能力看，早已經飽和了。為了生存，環境破壞越來越嚴重，尤其以西部和山西為甚，導致非常富饒的西北地方成為貧瘠的半沙漠地帶。大批失去土地的農民經山西去草原墾荒，從萬曆年間開始，山西經常性地流行鼠疫，正是因為草原被逐漸蠶食，人類接觸了一直存在於草原動物中的鼠疫桿菌造成的。

崇禎六年（一六三三），山西再次出現疫情，崇禎十年（一六三七）山西全境大疫，這場鼠疫流行到崇禎十六（一六四三）、十七（一六四四）這兩年為高峰。河南、江蘇在崇禎十三年（一六四〇）到十七年間也多次出現鼠疫。北京附近，崇禎十三年，順德府、河間府有大疫。崇禎十六年，通州、昌平州、保定府均有大疫，並且傳入北云：「京師大疫，自二月至九月。」和山西的情況一樣，在初次流行的第二年，也就是崇禎十七年，北京的鼠疫進入高峰，高峰期正是春季的三、四月間。

就在此時，李自成揮師北上，兵臨城下之時正是北京鼠疫高峰期，在鼠疫的折磨下，北京城防徹底崩潰，崇禎在煤山自盡，李自成輕鬆進入北京，也陷入了鼠疫之中，部隊的戰鬥力驟然下降，吳三桂引清軍入關，李自成的部隊只有一戰之力，然後迅速瓦解。清軍入關後的第二年，一六四五年華北氣候變化，不再那麼乾燥了，鼠疫的流行很快結束，清朝因此坐穩了天下。鼠疫再一次在中國導演了王朝興亡的大戲。

華北大鼠疫之後，歐洲遭受了最後一輪大鼠疫，一六六五年倫敦大鼠疫。此時倫敦已經是世界級的都市了，居民超過四十五萬，這場鼠疫造成五萬五千七百九十七人死亡，佔倫敦總人口的百分之十七。這一次，倫敦人依舊和三百年前黑死病剛剛光臨一樣，大張旗鼓地屠殺貓和狗，一共殺死了四萬條狗和二十萬隻貓，很配合地為老鼠去除了天敵。這場鼠疫，讓倫敦人做了二十年的噩夢，直到二十年後，倫敦人才能夠像過去那樣高高興興地開懷暢飲，恢復正常生活。

一六六六年九月二日到五日，倫敦發生了英國歷史上最嚴重的火災，城內大約六分之一的建築被燒毀。這場大火並沒有造成太多的人員傷亡，但是卻燒死了生活在倫敦城裡數不清的老鼠，那些生活在地窖中的老鼠根本無處可逃，基本上全被燒死，這樣一來切斷了鼠疫的傳播途徑。重建後的倫敦以石頭房子代替了原有的木屋，倫敦人的個人衛生也得到改善，使得鼠疫不再爆發流行。

從一三四七年到一六六五年，三百多年間，歐洲被鼠疫這隻看不見的手整治得沒有一點脾氣。雖然歐洲人已經征服了美洲，不再懼怕任何異教徒的進攻，文藝復興和科學技術的發展也讓歐洲面貌一新，但他們還是擺脫不了鼠疫的陰影。西歐的最後一次鼠疫流行於一七二〇年，發生在法國馬賽，其後終於消失了。只有接近蒙古大草原的俄國還偶爾流行，一七七〇年莫斯科大鼠疫死者超過十萬人。到此，人類第二次鼠疫大流行終於結束了。

彈丸之地

十九世紀是微生物學的時代，同時也是全球又一次傳染病活躍的時代。

引起人類高傳染性疾病的細菌並非一如既往地在某些角落等待著有人去接觸它們。微生物存在於我們這個世界的各個角落，絕對的無菌基本上是不可能的事，也是不必要的。致病的細菌佔少數，大多數細菌對人類無害，很多還是有益的。人這種生物在設計之初就是能夠在充滿微生物的環境中生存的，人的免疫功能管著這件事。

不乾不淨，吃了沒病。這句俗話當然很不科學，病從口入，很多病就是吃出來的。不過吃進細菌的次數，跟我們接觸細菌的次數相比很少，因此而生病的機會也要小得多。那麼為什麼有時候細菌會讓人生病而有時候卻不會？

舉個例子，中國有個吹風著涼的概念，天一冷大人們把自己裹得嚴嚴的，也千方百計讓孩子多穿衣，和外國人相比，中國人對天氣變冷特敏感，生怕受凍後生病，風寒這個詞就是這麼來的。很多人認為發燒就是因為著了涼，這是一個錯誤的概念，其實生病是因為免疫功能下降造成的，病菌到處都是，我們接觸病菌的機會數不勝數，但只有免疫功能不強的人才會生病，因此防病治病就要從增強免疫功能的角度下手，巴斯德（Louis Pasteur）的狂犬疫苗就是從這個角度出發而研製成功的。

另一方面，致病微生物的毒力也並非永遠一樣，尤其是那些劇毒菌株。從生物生存的普遍規律來說，這類菌株是違反自然規律的，因為細菌的大量繁殖必須有足夠的寄生宿主，像黑死病這樣的菌株，把宿主殺死了一半，自己也沒有辦法大量繁殖，自然得走向滅絕。這是一種異常現象，不是病菌發展的自然現象，就像上文說的，是地球自我控制和調節的手段。

每一次這樣的事情出現，事先都會出現其他現象，第一次和第二次人類鼠疫大流行就發生在人類有史以來氣候最異常的那四年中的兩個年頭。霍亂在全球流行之前坦博拉火山爆發。火山爆發後，全球氣候異常，在美國，那一年被稱為沒有夏天的一年，因為那一年的夏天很冷。

霍亂全球流行之後不到半個世紀，第三次人類鼠疫大流行開始了。

這一次鼠疫大流行，證據確鑿，又一次始於中國。十九世紀中葉，太平天國造成動亂，期間不斷地出現瘟疫流行。雲南回民叛亂，朝廷派兵鎮壓，鼠疫爆發，死了兩百萬人。鼠疫也被清兵帶回內地，開始在內地流行。雲南存在的這種高傳染性鼠疫桿菌很可能是元初蒙古征服雲南時帶過去的。此後幾十年，鼠疫只在中國境內流行。

此時各種致病菌被相繼發現，以至於多數微生物學家堅信所有的流行病都是由細菌引起的，因此也十分渴望能第一個發現引起黑死病的細菌。因此，科學家們展開了一場發現鼠疫細菌的競賽，鼠疫在世界各地飄忽不定地出現，科學家們便到處跑，他們以為大鼠疫還是會在歐洲、中東或北非出現，沒想到早已流行於中國，更沒想到這場競賽的決賽地會是一個彈丸之地：大英帝國在東方的殖民地香港。

一八九四年五月四日晚，香港公立醫院代理主管、二十八歲的詹姆斯・勞森（James

A Lowson）乘船前往廣州。這是因為他聽說廣東出現了鼠疫，決定親自前去瞭解一下。零星的鼠疫自一八六〇年後便在廣州及珠江口時常出現，勞森這次並沒有過於認真，到了廣州後先興高采烈地打了一場網球，然後才在一位醫生朋友的陪同下來到廣州市立醫院，發現那裡病房裡的病人確實得了鼠疫。

五月八日，勞森返回香港，依舊悠然自在，在俱樂部待到很晚，回到家裡剛剛躺下不久，便被叫到醫院。到了公立醫院後，發現一位病人身上已經出現了和他在廣州醫院所見到的一模一樣、很明顯的鼠疫症狀，勞森看了一下錶，此時是五月九日凌晨一點。

本港出現鼠疫病人，此事非同小可。勞森馬上向殖民地當局報告，要求立即採取措施，可是香港當局根本不聽。勞森對此一點辦法都沒有。過兩天打開報紙一看，不得了了。五月十日，當地報紙頭版報導，太平山華人居住區出現一種致死疾病。另一份報紙第二天也報導，在過去兩天內，華人區已經死了四十多人了。看完報紙，勞森算了一下，過去兩天正是他發現病人之後的兩天。才兩天就死了四十多人，必須趕緊想辦法。

他從報社那裡得到消息來源，趕到太平山，當地又髒又亂的衛生狀況讓他大吃一驚。當年的報紙上是這樣形容的：「馬車叢雜，常有數十輛之多，矢溺薰蒸，行人皆掩鼻而過，是處店鋪密比，鋪中人日受穢氣，能不疾病叢生？」「蓋太平山等處之民居中多不潔，曾有一屋經潔淨人員搜出污穢之物四車，似非一朝一夕所能積者。穢氣薰蒸，則癘疾叢生。」

勞森找到了那裡的東華醫院，院方說裡面住滿了發高燒的病人，勞森不由分說衝進去一看，裡面二十多個病人全得的是鼠疫。勞森對此大發雷霆，指責院方沒有上報公立醫院，可是這是一家中醫醫院，根本就不認為患者得了鼠疫或者傳染病。

勞森找到香港政府公共衛生委員會，從鼠疫的問題談到太平山髒亂，認為是政府的責任。委員會的職員辯解說港府對這種情況早有所聞，十二年前就從倫敦專門請來公共衛生專家到太平山進行實地調查。勞森拿來調查報告一看，十二年前專家就建議徹底改善太平山的衛生設施，起碼把房子拆去一半。專家最後的結論是：「我相信，如果採取我的建議，大眾健康會立即得到改善，用不著瘟疫強迫我們承認其中的道理。」

勞森建議強迫隔離，強行在華人區消毒。政府有關人員不同意這一舉措，認為可能引起民眾暴動。勞森堅持己見，提議必要的話可以動用軍隊。香港公共委員會堅決不同意，香港是亞洲發展最快的城市，如果宣佈這裡有黑死病，貿易損失就太大了。勞森要見總督，可是總督去日本休假，要到十五號才回來。勞森可等不起了，他於十三日下令把海之家號（Hygeia，即健康女神）船改成隔離病房，開到海上去，把發現的病人都送上船加以隔離，結果當天就有一個中國籍醫生和二十四名病人死亡，十四日又死了二十二人。

五月十五日總督從日本回來時，香港每天死於鼠疫的人已經超過一百例了。公共衛生委員會主席只好站出來說明情況，不過他玩了一把文字遊戲，用盡了英文中表示傳染病、流行病的字眼，就是不肯使用「Plague」，因為這樣一來表明流行的就是黑死病了，會在香港的十五萬居民中引起巨大恐慌。勞森則通過自己的關係在歐洲求援，請求專家來香港參與防疫。這時候香港的社會已經開始恐慌了，聞訊的各國船隻也不敢在香港停留，港督一看情況嚴重，也趕緊找各國領事，請求國際醫學援助。

於是，香港成了路易・巴斯德和羅伯・柯霍（Heinrich Hermann Robert Koch）這兩位大師最後的戰場，他們各派一名傳人出場，打了一回發現鼠疫桿菌的擂臺賽。

叛師

亞歷山大・葉赫森（Alexandre Yersin）於六月十五日從河內乘船來到香港，此時距港督請求國際援助已經過去整整一個月了。葉赫森以前到過香港，下船之後大吃一驚，原來繁榮的香港已經成為一座死城，十五萬居民中起碼有十萬人逃得不知去向，剩下的人也閉門不出，港口和街道冷冷清清。

安頓下來後，葉赫森於次日前去拜訪勞森，沒想到對方十分冷淡。葉赫森覺得對方可能認為自己太年輕了，便把自己的經歷擺出來。

時年三十一歲的葉赫森出生在瑞士的法語區，為了能在法國讀醫學院而加入了法國籍。在醫學院學習期間有一次解剖一位狂犬病人的屍體，不小心把手割破了，眼看就要喪命，幸好巴斯德的助手魯克斯用新研製出來的抗狂犬病疫苗救了他，於是畢業以後葉赫森就跟著救命恩人在巴斯德研究所做研究，幫助埃米爾・魯克斯（**Pierre-Paul-Emile Roux**）研製出了白喉菌的外毒素。魯克斯是巴斯德的門生和頭號助手，葉赫森等於是巴斯德的徒孫。

聽完了這段經歷，勞森的態度好多了，兩人聊了起來，勞森得知葉赫森在越南待了三年，有些意外，做微生物學研究在越南待那麼久幹嘛？沒聽說越南有什麼嚴重的傳染病呀？

葉赫森告訴他，自己在越南當醫生。

勞森的臉色又變得有些難看，細菌學研究是大熱門，別人都削尖了腦袋往裡鑽，眼前這位怎麼突然不幹了，去殖民地當醫生，不是腦子進水了吧？

葉赫森於一八九〇年離開巴黎，跑到東南亞當了船上醫生，完全因為仰慕東方文化，他在船上幹了一年以後跑到法屬越南當醫生，很快就適應了，看病之餘還學會了越南話，到處探險，繪製地圖，生活特充實。家裡人一直催他回來繼續做研究，可是他決定一輩子在越南自由自在待下去了，直到收到魯克斯的一封電報。

香港總督向駐港各國領事求助，法國駐香港領事自然就求助於巴斯德研究所。此時巴斯德已經退休，研究所由魯克斯掌舵。對於香港這個彈丸之地，魯克斯沒什麼興趣，突然想起在越南的葉赫森，乾脆請他跑一趟，也算幫忙了。葉赫森收到消息欣然同意，找到越南總督，要求以官方專家的身份去香港。越南總督不相信這個天天畫地圖的小醫生有什麼本事，不肯出證明。葉赫森只好再找魯克斯，最後巴斯德研究所任命他為官方研究員，這樣一來一往就耽誤了一個月。

葉赫森認為自己應該是派往香港的人中最有資格研究鼠疫的，可是勞森搖搖頭，告訴他，還有高人，而且人家比你早來三天。六個日本專家於六月十二日來到香港，他們帶來了最先進的科學研究儀器，比只帶來一個顯微鏡和一個消毒櫃的你要專業得多。

葉赫森一聽是日本人，臉上露出輕蔑的表情：我可是巴斯德研究所派來的。

可是日本代表團的領隊是北里博士。

北里？哪個北里？

北里柴三郎。

他？他回日本了？

這一下葉赫森不敢狂了，和北里柴三郎相比，他差著一個輩分，而且兩人在微生物學成就上的距離，不可同日而語。

日本明治時代，政府為了發展近代醫學，派遣成績優秀的學生到德國留學，因此留學德國成了日本醫學界的風氣。同一時期，清朝政府也曾派遣人出國留學，這些學生稱為留美幼童。留美幼童沒人自願，唐紹儀等全是連蒙帶拐被騙去的窮孩子。可是在日本就不一樣，留學的全是貨真價實的優秀人才，其中包括緒方正規。

一八八三年，東京大學副教授緒方正規從德國留學結束返回日本，在東京大學建立了日本第一個細菌學實驗室，日本從此有了微生物學，緒方正規便是日本微生物學的鼻祖。緒方正規找來的第一個助手，是在東京大學醫學院學了八年才拿到醫學博士學位、在內務省衛生局東京試驗所任職的北里柴三郎。一八八四年長崎發生霍亂，北里在顯微鏡下證明了霍亂弧菌的存在。隔年受官方委派赴德國，在柯霍手下學習。從這段經歷看，緒方正規算北里的老師，北里在日本微生物界的輩分不低，是緒方門下大師兄。

緒方正規一心想解決日本的重大健康問題，他的第一個目標是腳氣病。腳氣病當年在日本是很嚴重的疾病，叫腳氣病是因為患病者最初表現為兩腳麻木，然後麻木感蔓延到上肢，體重下降，精神委靡，最終人可能死於心臟病。因為有皇族死於腳氣病，於是天皇出資兩萬元，成立腳氣醫院，漢醫西醫結合攻關，可是就是沒有辦法。

一八八二年，朝鮮發生京城事變，兩派各以清政府和日本為靠山。日本以保護僑民為由，派了以海軍主力艦「金剛」為首的聯合艦隊，與清政府丁汝昌所率「定遠」、「鎮遠」等艦在海上對峙。清朝軍艦噸位大，日本人已經膽怯了，再加上大量的兵士患腳氣病橫臥船上，真要動起武來，必輸無疑。因此聯合艦隊一炮沒敢放就回國了，朝鮮也讓袁世凱給平定了。海軍為此喪氣到家，宣稱：「不解決腳氣病的問題，日本海軍就沒有存在的意義。」

海軍是日本立國之本，日本大力發展海軍，並不是為了和清朝北洋艦隊一決雌雄，而是為了日後和美國海軍爭霸太平洋。眼看因為腳氣病，海軍就要失去威力了，解決腳氣病就成了日本科學家的首要攻關課題。

日本海軍醫院院長是留英出身的高木兼寬，解決腳氣病是他職責所在。他四處請教西方醫生，可是這病西方沒有，人家沒研究過。日本本地專家認為是「水毒」引起的，西方醫生基於此病是從夏季開始在人多的東京開始流行，斷定可能是傳染病。可是根據高木自己的統計，秋冬時病例也不少，無法用傳染病解釋。他查了海軍的出海紀錄，發現一八七五年「築波」艦赴海外訓練時有大量腳氣患者出現，但軍艦停靠美國期間無人患病。紀錄顯示該艦一八七七年去澳洲時也沒有人患腳氣病。高木覺得這和他們去的地方有關，於是找到「築波」艦的官兵，調查他們在美國和澳大利亞上岸幹了些什麼，士兵們說就是吃了麵包。高木想了一想，覺得西方軍艦上沒有人得這病可能和飲食習慣有關，再一調查，海軍病院的腳氣病患者都是士兵，看來也和官兵飲食品質有關。進一步調查發現日本士兵主要是啃飯團，很少吃蛋白質。

因此高木建議在軍艦上用麵包和煉乳代替米飯，以預防腳氣病，這種改變口味的辦法卻得不到醫學界認可。正在這時，緒方宣佈發現了引起腳氣病的細菌，建議軍艦上的士兵多消毒多洗澡。任何病因都歸結為細菌是當時世界的科學研究潮流，海軍傾向於採納緒方的建議，而高木通過伊藤博文面見天皇，得到了天皇的支持。

正在雙方爭執不下的時候，一八八九年北里在德國發表論文，認為緒方的結論不對，不認為腳氣病是細菌引起的。論文一出，日本醫學界一片喊打，矛頭直指北里，認為就算日本人可以內鬥，可是緒方是你的老師，你怎麼叛師？北里也不示弱，堅持自己的發現。最終海軍決定用麵包和煉乳解決腳氣病的問題，十分奏效。後來荷蘭人克里斯蒂安・埃克曼（Christian Eijkman）證明是因為日本人天天吃精米，造成維生素B1缺乏從而引發腳氣病，埃克曼也因此於一九二九年和弗雷德里克・霍普金斯（Frederick Gowland Hopkins）共用諾貝爾生理學和醫學獎。

決戰香江

北里很受柯霍的器重，他在柯霍手下研究成果甚豐，包括建立了厭氧菌培養方法。一八九〇年柯霍親自給日本內務省寫信，要求北里在柏林多幫他一年，一八九一年北里獲得大學教授證書，這是德國大學第一次給非德國人頒發教授證書。北里研究了一年結核後，決定回國，並奉命順道考察各國公共衛生情況，一路上，英國劍橋大學、美國賓州大學相繼請他出任教授，都被他以必須回日本報效國家為由謝絕了，因為他是日本公派留學的。

一八九二年五月二十八日，北里回到闊別七年的祖國，他希望在東京帝國大學有一間實驗室，以便繼續在德國的研究，可是由於當年否認緒方正規的研究結果，使得他受到日本醫學界的冷遇，居然半年沒有正式工作，遊手好閒直到十一月十八日，才接到內務省通知，由七年前的技佐升為技正。北里是放棄歐美多座名校教授的位子回國的，怎麼可能屈就技正？十二天後他便宣佈辭職，出任剛剛成立的私立傳染病研究所所長。

來到香港時，北里柴三郎四十二歲，他相當於柯霍的弟子，於是他和葉赫森在香港的交鋒成為柯霍研究所和巴斯德研究所的較量。

五月十五日，在港督求援之前，非常盡職的日本駐香港領事已經給外務省發去電報：告知其香港出現了一種叫「**Bubonic Plague**」的病，國內對於來自香港的船隻，應實施隔離檢疫。

自從日本打開門戶後，傳染病比如霍亂不斷進入，途徑就是來往商船，日本駐香港的領事擔心的就是這個。日本外務省接到電報後，轉而向內務省通報，因為主管防疫的衛生局屬於內務省。內務省衛生局長接到轉來的電報後根本不知道「**Bubonic Plague**」是什麼，他知道北里是柯霍的門下，便趕到傳染病研究所請教。

局長來的時候不巧，所長北里不在，接待他的是北里的助手高木友枝。北里手下培養出不少人才，高木友枝被稱為臺灣醫學衛生之父，因為八年以後他去臺灣出任總督府醫學校校長，培養出臺灣第一代醫學人才。高木看到電報一樣不明白什麼是「**Bubonic Plague**」，進去把研究所裡面的洋文微生物學書翻了一遍，才發現原來「**Plague**」應該翻譯成鼠疫，腺瘟疫就是腺鼠疫，就是黑死病呀！高木趕緊向局長彙報，這事非同小可，政府要好好研究一下對策。

衛生局長把這個意見上報，日本政府一研究就研究了好幾天，一派人認為應該管好港口防疫，香港來的船一律消毒就是了。另外一派人認為應該派人去香港調查，看看是不是黑死病，這叫決戰境外。正在這時港督的正式請求也到了，政府認為雖說現在正和中國交戰，可是香港是英國的地盤，還是得給英國人這個面子，隨即組織了香港調查團，一共六個人，北里為團長，代表東京帝大去的是醫學院教授青山胤通，代表海軍去的是軍醫石神亨。代表團配備了當時最好的儀器設備。因為得上黑死病的死亡率為百分之九十三，因此政府專門為他們開了送別會，六月五日代表團終於啟程。

日本代表團於十二日抵達香港。第二天到醫院看了看，第三天開始解剖病人屍體，北里當即就宣稱從病人血液中發現了一種新的細菌，並認為這就是鼠疫的病原。勞森把這個消息通知了當時世界最著名的醫學雜誌《柳葉刀》（*The Lancet*），次日葉赫森才抵港。

聽到這個消息後，葉赫森只能自認倒楣。他曾經在柯霍研究所進修了兩個月，雖然當時北里也在那裡，可是兩個人並沒有什麼深交。這次在香港遇見了，葉赫森覺得應該前去拜訪一下，就請勞森帶他過去。

到了日本人的實驗室外面，葉赫森往裡面一看，嚇了一跳：「勞森醫生，日本人在幹什麼呢？」

「他們正在解剖鼠疫病人的屍體，把內臟取出來進行檢測，來了以後天天這麼幹。」

解剖屍體，把內臟拿出來，這是為什麼呢？葉赫森想起在巴黎學病理解剖的時候，老師說要先從有病變的地方下手。可是鼠疫病人屍體上腫大的淋巴結，日本人怎麼連碰都沒碰？

這下，葉赫森又覺得自己還有希望，趕緊問勞森：「我的實驗室在哪兒？」勞森說日本人裝備精良，領隊的又是大科學家，我們相信他們，你就不要再試了。葉赫森只好要來病人的血液，用隨身帶來的顯微鏡看了兩天，但看不到北里說的鼠疫菌。正打算去問一下日本人，結果六月二十日香港《德臣西報》刊登了對北里等人的採訪，把北里吹上了天。葉赫森又想起巴斯德研究所和柯霍研究所之間的競爭，以及法國和德國之間的世仇，當即決定為法國的名譽一戰。

一八九四年，巴斯德已經垂垂老矣，七十二歲了；柯霍則正當年，五十一歲。兩家世界級微生物學研究所的科學競爭中，德國人已經佔據了明顯的上風，重要傳染病的病原幾乎全讓德國人發現了，現在就剩下鼠疫了。巴斯德、柯霍，這兩位科學巨人的世紀較量現在落腳在香港，壓在了葉赫森和北里柴三郎肩頭。

葉赫森決定放手一搏，勞森不提供方便沒有關係，他找到看守太平間的英軍士兵，用白花花的銀子換來了病人屍體上的淋巴結。葉赫森切開淋巴結，也看到了細菌，可是這種細菌和北里發現的細菌截然不同。

有了這個結果，葉赫森膽子大了起來，他找到法國駐香港領事，要求官方出面交涉。領事聽完他的彙報後，同意出力。六月二十三日，他拿到港府公文，他和北里各研究各的。

北里七月七日寄出他的正式報告，八月二十五日由倫敦《柳葉刀》雜誌發表。葉赫森的研究報告則由魯克斯搶先於七月三十日在巴黎的法國國家科學院宣讀。從時間上當然是北里領先，可是因為兩人發現的根本就是不同的東西，無需爭辯誰先誰後。北里把自己發現的細菌稱為「鼠疫桿菌」，勞森稱這個細菌為「北里桿菌」，葉赫森把自己發現的細菌命名為「巴斯德鼠疫菌」，以表示對一八九五年去世的巴斯德的尊敬。

不管誰對誰錯，對香港的鼠疫防疫一點用都沒有，不管哪個是真凶，都沒法治，只能等鼠疫自然消失。當年八月份鼠疫消失，香港政府統計的死亡人數是兩千五百五十二人，民間的說法是六千人。後者有誇大之嫌，不過加上那些病了以後回家鄉然後死亡的，也許差不多。香港鼠疫在第三次鼠疫大流行中不大不小，之所以有名就因為葉赫森發現了鼠疫細菌。

鼠疫細菌發現之爭

關於這一發現當時並沒有定論，於是後來不少人說鼠疫細菌是葉赫森和北里共同發現的，巴斯德研究所對這種傳言沒有什麼反應，倒是日本人先不幹了。一八九五年青山胤通跳出來說，北里發現的細菌和葉赫森發現的不僅在描述上不同，而且其中有一部分呈現革蘭氏陽性反應，而葉赫森發現的細菌全呈現革蘭氏陰性。

革蘭氏染色（**Gram Staining**）是丹麥醫生漢斯・克里斯蒂安・革蘭（**Hans Christian Gram**）於一八八四年發明的細菌鑒定方法，先用龍膽紫把所有細菌都染成紫色，然後加碘酒，讓染料和細菌結合，之後用酒精脫色，再對被脫色的細菌復染。能被脫色的細菌被判定為革蘭氏陰性，不能被脫色的是革蘭氏陽性。青山的意思是葉赫森發現的細菌全部能脫色，而北里發現的細菌之中有一部分能脫色，或者是陽性或者是陰性。這麼一解釋，他好像是在指責北里的細菌被污染了，這很不符合一向號稱特團結的大和民族的秉性。

近代醫學史上因為科學發現權在國際上引發爭端的，還有美法之間關於愛滋病毒發現權屬於誰的爭論，那一次美國搬起石頭砸了自己的腳，而關於鼠疫病菌的這次爭端中，卻是日本國內眾人把石頭搬起來砸到了北里的腳上。

青山胤通憑什麼這麼說？因為他也去香港了，青山到了香港也沒有偷懶，可是北里在第一篇報告上署了自己一個人的名字。日後真能得諾貝爾獎的話，好處全歸北里一個人，青山能不生氣嗎？

雖然鼠疫細菌是北里在顯微鏡下看到的，可是青山胤通沒有功勞還有苦勞，看看《申報》一八九四年七月三日的報導：「香港疫癘盛行，死亡相繼，粵語謂之癢子，日本呼為苦列拉，譯其義，蓋黑死病也。當疫氣大作時，日本東京帝國大學醫科教授、醫學博士青山君胤通，衛生館試檢所長兼黴菌學博士德意志白點博士北里君柴三郎相約航海而往就西醫院考察致疾之由，並所以治之之法。閱兩禮拜，已深悉病原，不料近日亦患苦列拉。」報導中所說的「苦列拉」是霍亂，是記者搞混了。

確實有兩位日本專家得鼠疫，但其中沒有北里，而是北里的助理石神亨。六月二十八日，日本人認為調查研究已經完成，預備返國，當晚香港總督宴請日本人以表示感謝。吃完晚餐青山胤通就發起燒來，第二天早晨石神亨也發燒了，兩人腋下和鼠蹊的淋巴結都腫大了，一看就是染上了鼠疫。

石神亨一想十有八九要死，於是給妻子寫訣別書交代後事：「我唯一憂心的事，就是你們的日子會過得不好。不過，貧富本無常，要是有機會，望妳能設法為孩子籌措教育經費。我希望你們搬到東京，送兩個孩子入同志社求學，要是有一人願意當護士，我就很高興了。海軍會給你們一年一百元撫恤金，我知道以這點錢來養兩個孩子，對妳來說負擔實在沉重。但是希望妳能瞭解我的心意，請妳努力……」沒想到青山與石神非常命大，都活了下來。

青山就此看透生死了，一九一二年被叫到宮里為天皇看病，青山診斷天皇得的是尿毒症，全國聽到這個消息都不敢相信。乃木大將尤其激動，發誓說如果皇上真病死他就殉葬。青山堅持自己的診斷，果然沒過幾天天皇就死了，乃木話已出口，只能切腹自盡。

一八九七年鼠疫流行到了臺灣，日本微生物學的祖師爺緒方正規親自到臺灣防疫。他發現臺灣鼠疫病人淋巴結裡面是葉赫森發現的那種細菌，而且用血液很難培養這種細菌，先發現的往往是其他細菌，也就是說北里從血液裡發現的不是鼠疫細菌。一八九九年鼠疫在日本出現，日本學者紛紛進行研究，結果證明北里的確錯了。北里也只好認錯，一八九九年十一月在神戶承認葉赫森發現的是鼠疫細菌，但他又說在疾病的後期兩種細菌都存在，他發現的細菌才是造成鼠疫病症的細菌，也就是說葉赫森發現的細菌是起因，他的細菌是罪魁禍首。一九〇〇年石神亨寫了本由北里校訂的鼠疫教科書，說葉赫森的細菌是鼠疫細菌，但入血後變性成革蘭氏陽性。總而言之，北里是煮熟的鴨子嘴硬，死咬著革蘭氏陽性不放。

真相總有大白的那天，一九六七年鼠疫細菌被正式命名為葉赫森菌（**Yersinia Pestis**），和北里一點關係也沒有。再回頭看看北里的報告，發現其中有一句「鼠疫菌有一些呈革蘭氏陽性」，也就是說剩下的是陰性，也能說明他的細菌被其他細菌污染了。

以北里之才，他應該早就意識到自己犯了錯誤。因為北里回到日本後，並沒有繼續研究鼠疫，轉而培養出一批英才，包括於一八九七年發現了痢疾桿菌的志賀潔，一九〇九年幫助保羅・埃爾利希（**Paul Ehrlich**）研究出撒爾佛散（**Salvarsan**）的秦佐八郎等。可是當時解決鼠疫之患是當務之急，半個日本的科學家都在研究鼠疫，他為什麼袖手旁觀？原因就是如上所說的那樣：他很有可能發現截然不同的細菌而不得不否認自己。

香江之戰，北里表面上佔盡先機，其實是腹背受敵，前有年輕氣盛的葉赫森，後有老謀深算的以青山為首的東京帝大組。他並不是要搶在法國人前面，而是要搶在東京帝大的青山等人之前儘快發現鼠疫細菌，因此才在抵港後第三天就匆匆宣佈發現了鼠疫桿菌，而且只署上自己一個人的名字，卻沒料到讓自己陷入十分被動的境地。

除了和東京帝大那幫人不對盤以外，此事還牽扯到內務省和文部省的鬥爭，因為兩邊正在為誰主管衛生防疫爭執不下。兩邊也都往香港派了人，這才出現青山和北里共同領軍的局面，青山從東京帝大挑助手，北里多了個心眼，挑了高木兼寛的得意門生石神亨，這樣能和海軍聯手，沒想到還差點讓石神送命。北里遲遲不認錯，也是怕被東京帝大的人抓住把柄。

石神亨在香港待到八月三日才養好了病，十二日回到日本。九月十七日，中日海軍在黃海大東溝海面發生海戰，是為甲午海戰，日軍大獲全勝。

北洋軍中南洋子弟殉國者比比皆是，在南洋的檳榔島，一個十五歲少年的三舅就是其中之一。少年在傷心流淚時並沒有想到，日後在另外一個戰場上，自己和日本人也有一場對決。

冥冥中總有些命運在等待，發誓從此遠離鼠疫的北里柴三郎也沒有想到，十六年後自己還得進行一場關於鼠疫的較量，自己的對手和葉赫森一樣也是年僅三十一歲。

國家大事豈能兒戲？

一八九四年香港鼠疫之後，鼠疫進入了高發期，臺灣、日本、美國、土耳其都相繼流行鼠疫，然後是一八九八年印度的孟買大鼠疫。孟買城裡不知道究竟有多少耗子，一百年後，估計還有七千萬隻。有位科學家講，在孟買隨便找個洞，伸手一掏，準能掏出一隻耗子，其他地方就更別提了。孟買大鼠疫當年起碼死亡五十萬人，其後鼠疫在印度就算紮下營寨了，幾乎年年流行，高峰期每週能死五萬到六萬人，前後十年間全印死亡上千萬人。

香港對決，除了細菌之爭以外，北里和葉赫森在鼠疫傳播途徑上看法也不同。北里認為有三個傳播途徑：外傷、消化和呼吸。葉赫森認為沒那麼複雜，病菌是由某種昆蟲攜帶傳播的。

鼠疫大流行期間，巴斯德研究所派保羅・席蒙前去調查，證明葉赫森是對的，是跳蚤把鼠疫從老鼠傳給了人，柯霍也在實驗中證實了這個結論。在這場鼠疫之戰中，巴斯德研究所大獲全勝。至此，鼠疫傳播的途徑才被搞清楚。中世紀哪個人身上沒有千兒八百隻跳蚤，所以黑死病才傳播得那麼快、那麼久。黑死病的消失也和人們衛生習慣的改變有關，人們愛乾淨了，跳蚤就少了，鼠疫也因此失去了傳播途徑。

剛進入二十世紀，鼠疫就光臨美國，從一九〇〇年到一九〇四年，舊金山鼠疫不斷。市政當局本來沒當回事，等到最先得病的一百二十一人中只有三個人活了下來才著急了。專家說鼠疫是耗子和跳蚤引起的，市政官員根本不信，下令把城裡幾千亞裔全部隔離，認為鼠疫是他們帶來的，可鼠疫還是沒有停止傳播，這時候才想起尊重科學，對進入舊金山港口的船進行消毒，殺了七十萬隻耗子，鼠疫才被控制住。

之後，幾年之內沒有出現大的鼠疫流行。人們卻仍然擔心，擔心大鼠疫在沉默中如黑死病一樣爆發。

位於倫敦的聖瑪麗醫院本身也是一所醫學院，是英國第一所現代化醫學院，標誌著英國的醫學水準。到了十九、二十世紀之交時，大英帝國醫學界的中堅大多畢業於此，因此在這裡就學的多是來自大英帝國和海外殖民地的精英。其中最出色的一位是來自英國南洋海峽殖民地名叫「GNOHLEANTUCK」的華裔少年，這幾年聖瑪麗醫院為學生設立的獎學金基本上都歸他了，包括一九〇一年臨床外科手術特別獎、臨床醫學特別獎、克斯萊克病理學獎學金，一九〇二年奇德兒臨床醫學金牌獎等。這位華裔少年家境貧寒，是考取了殖民地總督設立的每年只有兩個名額的女皇獎學金才得以到英國本土深造的。

這位華裔少年從聖瑪麗畢業後，先在利物浦熱帶病研究所進行科學研究，然後赴歐洲大陸，分別在德國哈勒大學衛生學院及法國巴斯德研究所進修。進修結束，他離開英國，返回海峽殖民地，在故鄉行醫，就在因為大力推行禁毒行動被人陷害之際，接到直隸總督袁世凱的聘請，於一九〇八年毅然回祖國報效，出任陸軍軍醫學堂幫辦。來到天津後，他按照國語的拼寫，改名為「WU LIEN THE」，中文的名字是伍連德。

一九一〇年底，東三省出現高傳染性疾病，伍連德受外務府委派，出任東三省防疫全權總醫官，統一協調東北防疫。接受任命後，伍連德星夜出關，於聖誕前夜抵達哈爾濱。到達哈爾濱後，發現疫情格外緊急，已成燎原之勢。他不顧簡陋的條件，冒險進行人體解剖，不僅從死者器官樣本中看到鼠疫菌，而且通過血液培養也發現了是鼠疫菌，在到達哈爾濱六天之內，即上報北京：東三省流行鼠疫。

第三次人類鼠疫大流行，從南中國經香港流傳全球，十六年後再從俄國傳入中國，如霹靂一般爆發。當時身繫天下安危的伍連德和十六年前來到香港的葉赫森一樣，也只有三十一歲。

年近花甲的北里柴三郎雖然表面上不沾鼠疫了，在細菌學研究上也取得不少成就，可還是很不甘心，因為在鼠疫上栽的跟頭太大了，北里一直想找個機會真正證實一下自己的實力，因此對世界各地關於鼠疫的消息非常關注。

由於前幾年東北各地相繼出現過小規模鼠疫疫情，得知哈爾濱出現瘟疫後，北里推斷很可能就是鼠疫大流行，馬上帶人來到大連。鑒於十六年前的教訓，北里此行很低調，幾乎未被外界得知。一到大連，北里馬上派一名弟子前往哈爾濱，並派人分頭去奉天等地，利用日本在東三省的勢力，儘快開展研究工作。此時伍連德尚未接到任命，帝國大學那群宿敵也連反應的機會都沒有，北里沒有重遇在香港那種腹背受敵的處境。

東三省的鼠疫大流行給了北里一個不可再遇的機會，時隔十六年，北里更加沉得住氣了，下決心沒有十足的把握千萬不可輕易下結論。上次在香港之所以失手，就是因為沒有抓住根本，只看到病人的屍體，沒有考慮到傳播源的問題，因此這一次一定要在老鼠身上找到鼠疫菌。所以他要求各地的手下盡可能解剖老鼠，只有在老鼠身上發現了鼠疫菌，才能宣佈這裡流行的是鼠疫。

他派往哈爾濱的學生一到那裡，就跑到疫情最嚴重的傅家甸，這是中國人居住區，有一家臨時由商會改成的防疫醫院。這位日本人到了這裡，借了一間房子，迅速地建立起實驗室，然後花錢雇人捉老鼠，在實驗室裡解剖，在顯微鏡下找鼠疫菌，可是一直沒找到。直到伍連德上報北京此處流行鼠疫後，那位日本人還在嚴格執行老師的命令，不停地殺老鼠。

北里雖然遠在大連，可是消息靈通。伍連德給朝廷的報告被抄送給駐華外交使團，日本公使火速轉交給了北里。北里對伍連德的結論根本不相信，因為他的團隊已經解剖了一萬多隻老鼠了，沒有一隻帶有鼠疫菌，怎麼可能有鼠疫呢？

北里查了一下伍連德的履歷，發現他曾經在巴斯德研究所進修過，心裡閃出一絲不快，怎麼又是一個巴斯德人？再細細一看，這個人受過微生物學和傳染病研究的訓練，可是沒有獲得任何成就，畢業後就回南洋當私人醫生去了，來到中國後就在軍醫學院教書，估計把那點微生物學的知識全忘了。北里鬆了一口氣，認為此人不足為懼，又想起學生寫的報告中說，伍連德根本就不認為老鼠是傳播鼠疫的關鍵，這不是笑話嗎？看來此人落伍了，這也難怪，在官場上混了三年了，怎麼可能還能搞學問？

想到這裡，北里在心裡歎了一口氣，難怪這大清國山河日下，東三省這麼大一場瘟疫，就派這樣的人來當防疫主管，不是把國家大事當兒戲嗎？

守關

東三省疫情如山崩在即，可是大清國還死要面子。大清在現代化醫學研究、公共衛生和防疫上本來就是一張白紙，在這種情況下最好的辦法便是要求國際援助，把英、法、美、德、俄、日等國的專家請來，讓他們指揮防疫事務。別的不說，這樣一來首先能緩和東三省俄日衝突，因為東三省是俄日兩國爭奪的地盤。其次是錢不用發愁了，庚子拳變之後，給各國的巨額賠償要從海關收入裡出大頭，動一塊錢也得外交使團批准，讓外國專家當指揮，就能順利地從關稅裡拿出錢來。可是大清根本不向外界求援不說，連給大清效力的洋人也不起用。

北里走過的地方多了，知道洋人的含意。伍連德雖然出身大英帝國海外殖民地，但他是黃皮膚，而真正的洋人必須是白皮膚的。清廷本來考慮請海軍總醫官、留美醫學博士謝天寶，但謝天寶條件提得太高才轉而聘用伍連德。伍連德雖然出自劍橋和聖瑪麗，可是他最近這些年根本沒有做科學研究，只是一個教書的，雖然是華裔，卻基本上不會講國語，只能說客家話，和地方官員交流還得帶著翻譯。這次疫情的中心在哈爾濱，又不是在香港，誰舉薦的這個人？這不是昏了頭了嗎？

大清好面子不找外人幫忙也能理解，可是大清內部有人呀，北洋醫學堂就是用英文教學，只不過教授們是法國人。其中首席教授邁錫尼曾於兩年前參與唐山鼠疫的防疫工作，雖是正宗的洋人，但有對付傳染病流行的實際經驗，他本人也自願去哈爾濱防疫，可是清廷官員只讓他聽伍連德調遣。

北里笑了，心想這個叫伍連德的年輕人太不知輕重了，這渾水是你能趟得了的嗎？知道不知道，你現在和我在香港一樣，不止腹背受敵，而且四面楚歌？

北里把心放回肚子裡，繼續埋頭解剖老鼠。哈爾濱那邊笑話就更大了，法國人邁錫尼到了哈爾濱，根本不服從伍連德的命令，一來因為自己歲數大很多，按中國人的習慣長者為尊；二來雖然對方是英國人，可是膚色是黃的，自己是白種人，地位比他高很多，比如英國海峽殖民地的公職只能由白種人出任，而伍連德才自己開業行醫，在國際上的聲望就更不用說了。結果兩人大吵一架，一個顧全大局請求辭職，另外一個賭氣等消息。更沒想到北京那邊一根筋，還是維持原任命，解除邁錫尼職務，限令他回天津北洋醫學堂報到。

邁錫尼根本不聽北京的，自己找俄國人單幹去了，結果因為接觸了鼠疫病人後得鼠疫死了，證明了伍連德的判斷：此地流行鼠疫，而且經呼吸道傳染。

這樣一來，伍連德的威信樹立了起來。可是有什麼用？對付鼠疫既沒有疫苗，也沒有藥物，俄國人用普通桿菌的抗血清給病人進行治療根本無效，各種中醫中藥也一概不管用。

伍連德的辦法：隔離。

隔離是非常古老的辦法，沒什麼高深的原理，歷次大瘟疫流行時都會採取隔離法，但是效果並不好，因為一是傳染病有潛伏期，在沒有發病階段看不出來誰是病人；二是診斷上也有問題，即便真的出現各種症狀，按當年的醫療水準也無法快速準確診斷究竟是不是傳染病；三是再嚴格的隔離也會有漏洞。還有一個辦法是自我隔離，也就是逃離疫區，可是這樣一來反而會把傳染病帶到其他地方，加上這次的病菌能夠通過呼吸道傳播，病人一旦逃離，後果會更嚴重。

從歐洲到舊金山，隔離都沒有成功，伍連德提出這個老法寶，能成功嗎？

可是不隔離，還能怎麼辦？

其實，即便是發展到今天的現代醫學在對待傳染病上，也沒有多少更好的辦法。例如清潔衛生，這是從古代就有的防病措施。古人基於經驗，認為不講衛生就會生病。而現代醫學則是從預防病菌感染裁量而採用這個辦法的，雖然辦法一樣，但科學知識慢慢使得更多的人相信和遵從，尤其在醫療和飲食行業中強制性地使用，達到了斷絕傳染源的目的。

隔離也是一樣，知道疾病能夠傳染後，把病人和正常人隔離開，就應該沒事了。可如果沒有流行病學和微生物學知識，不知道傳染方式和傳染源，隔離就不會有效。在之前的歷次鼠疫流行中，不乏隔離行動，但科學家只是做研究，當配角，只有這一次歪打正著，伍連德有了指揮防疫的全權，他才能夠按自己的辦法進行隔離。

科學的隔離必須要靠各方面合作，動員全社會的力量，採用雷霆手段，而且必須犧牲一小部分人的自由和人權以維護大多數人的健康。首先不能倉促隔離，而是要瞭解疾病是怎麼傳播的，還必須對科學有堅定的信心，毫不猶豫地堅持下去。伍連德正是對科學沒有絲毫懷疑之人，邁錫尼事件也幫他樹立了權威，他瞭解到鼠疫通過呼吸道傳播，於是建議戴口罩，在隔離措施上也更為嚴謹。加上他手持東三省防疫總醫官這柄尚方寶劍，一聲令下，便讓東三省各地開始隔離，要求關內也採取嚴格的防疫措施，並毅然採取焚屍制度。隔離開始後，各地嚴格堅持，結果在百日之內，鼠疫絕跡。東北大鼠疫死亡六萬多人，只是之前印度鼠疫流行時一個星期的死亡人數。

這場大鼠疫的絕跡，當然有氣候變暖後，鼠疫桿菌失去傳播能力的原因，更主要的是嚴格的隔離措施切斷了鼠疫在人群中的傳播，使得鼠疫桿菌在一定的人群中傳播了一個春天後就消失了，從而避免了鼠疫桿菌在不斷地傳播過程中有可能出現的變異，沒有釀成黑死病或者印度大鼠疫那樣的長期瘟疫之禍。

大清國居然能夠在現代科學領域揚眉吐氣，讓朝野上下非常振奮。朝廷馬上召開萬國鼠疫研討會，伍連德任大會主席，北里是副主席。一九一一年四月三日，在奉天小河沿惠工公司陳列室，有一位穿西洋禮服的年輕人，和一位也穿西洋禮服的老人微笑著握手。年輕人的笑容是那麼的燦爛，老人的笑容卻顯得有些勉強。

從這一刻開始，北里終於感到自己老了，曾經的萬丈雄心和凌人盛氣在這位笑容燦爛的年輕人面前煙消雲散。這一刻兩個人的思緒都回到十七年前，北里想起來，那個高高的、也被南方的海風吹得黑黑的法國人也是這麼年輕。伍連德的思緒則回到三舅的靈前，從心裡湧出一份自豪，原來報國不一定在疆場。

國士無雙

有些人的生命軌跡似乎注定要交叉在一起。一八九一年北里奉命順道考察各國衛生防疫事業時，英美名校為了和德法在微生物學上一較短長，紛紛以教授頭銜挽留這位在微生物研究上頗有成就的東方人，其中包括英國劍橋大學，可是北里以報效祖國為由婉言謝絕。如果他留在劍橋，劍橋的微生物學研究水準肯定會突飛猛進，而一八九六屆畢業生的頭一名、同樣為東方人的伍連德肯定會投身北里門下，因為他畢業後的興趣就是微生物學。

大會上，伍連德報告了在哈爾濱的隔離和研究情況，他關於肺鼠疫的理論得到各國專家的認可。北里報告了自己解剖的四萬多耗子沒有一隻帶有鼠疫菌。這一回合，伍連德勝了，柯霍研究所在鼠疫上還是不敵巴斯德研究所。

東北大鼠疫引起關注的淺層原因，是因為這是人類歷史上研究得最為詳細的一次大規模鼠疫流行。八十四年後印度再次流行鼠疫，其來龍去脈還是和過去一樣稀裡糊塗。東北大鼠疫不僅傳播途徑研究得相當清楚，而且找到了最初的病例，這場鼠疫大流行的源頭被精確地定位在俄國大烏拉站的一間華人工棚裡。這一切全是伍連德的功勞，他對這次鼠疫進行的詳細的流行病學調查，使他的結論非常可信，從起源、傳播、流行到控制的各個環節上，都不存在大的分歧，不像其他鼠疫大流行後留下很多疑問，甚至連是不是鼠疫都存在爭議。

伍連德的成名不是靠運氣，也不是靠機遇，而是靠踏踏實實一絲不苟的科學態度。就像毛澤東講的，世界上的事怕的就是認真二字，北里柴三郎在香港缺的就是認真二字，在東北認真不缺，卻用錯了地方。北里平生在微生物學上建樹頗多，無愧「亞洲微生物學第一人」、「東方巴斯德」之稱，唯獨在鼠疫上屢戰屢敗，兩次輸給三十一歲的後輩。

東北大鼠疫受到舉世矚目的深層原因是東北的黑土地。黑死病流行的時候伊斯蘭人說黑死病就是來自黑土地，這才是東北大鼠疫受注目的真正原因。它的到來證實了歐洲人長久以來的擔心，那就是黑死病早晚會捲土重來，而且會和十四世紀一樣，從黑土地南下，然後西行。這個隱藏了五百多年的惡魔的陰影終於在一九一〇年走到光天化日之下，因此從它剛剛出現起，就引起了全世界的恐慌。儘管對鼠疫的病原和傳播途徑的研究已經有了長足進展，但是人類對如何治療鼠疫依舊束手無策。也幸虧中國沒有微生物學家，否則去個北里那樣的，慢吞吞地埋頭研究，絲毫不理會如何控制和防疫的話，鼠疫就會像元末那樣，先在華北然後流行至全中國。以一九一〇年中國的人口總數估算，死亡的絕不止一兩千萬。

這場大鼠疫在一九一〇年爆發在東三省並不是和中國過不去，而是中國和鼠疫過不去。從一八六〇年開始，五十年的移民大潮讓東北從不見人煙變得處處人跡。就是在一九一〇年，朝廷正式廢除了自乾隆朝以來漢人出關墾殖的禁令，因此移民規模猛增，這一年僅由山東半島乘船到東北的移民就達三十六萬之多，走陸路的就無法統計了。這麼多人中有很多是想找個地方扎根，但也有的是去發財的。

西方婦女喜歡穿貂皮大衣，貂皮值錢，於是有人發明了一門技術，將旱獺皮處理得和貂皮一模一樣，從此西方婦女穿著招搖過市的貂皮大衣全是旱獺皮仿製的假貨。貨便宜需求量就大，滿洲里有一個專門的旱獺皮交易市場，一九〇八年成交量七十萬張，到了一九一〇年成交量達兩百五十萬張，價格居然還漲了六倍多。西方女人跟現在買假名牌一樣，爭先恐後地購買這種假貂皮大衣。

於是來發財的關內移民成群結隊地去捉旱獺，近處的抓光了就去遠處，遠處抓光了就去蘇聯境內。黑死病那回是偶然遇見的，這一次是死活要把鼠疫菌從旱獺裡整出來，從中國東北到蘇聯西伯利亞的旱獺全被掃蕩了，最終變異出這麼一株在人群中靠呼吸傳播的劇毒菌株。這場鼠疫，和九十多年後的嚴重急性呼吸道症候群（severe acute respiratory syndrome,SARS）一樣，是我們人類自己一手造成的悲劇。

伍連德確認的肺鼠疫，解決了很多疑點。比如對於黑死病的傳播方式一直存在疑問，再加上記錄下來的症狀也不全是典型的腺鼠疫症狀，因此有人提出非腺鼠疫說。從肺鼠疫的角度，這些疑問就很容易解釋了，因為肺鼠疫是靠呼吸傳播，那些非腺鼠疫的症狀正是肺鼠疫的症狀。黑死病流行時可能同時存在著腺鼠疫和肺鼠疫，或者在傳播過程中有的腺鼠疫變成了肺鼠疫。

東三省對抗鼠疫的勝利，給了中國一個非常好的科學救國的機會，從朝廷到民眾，也掀起了一股相信科學的熱潮，可惜沒過幾個月鬧起辛亥革命，這一次非常好的歷史機遇便被錯過了，中國也因此缺少一次科學世界觀的革命。

伍連德從此在哈爾濱苦心研究鼠疫防疫。一九二〇年，鼠疫捲土重來，由於準備充分，得以在流行早期進行防疫，第二次鼠疫流行很快被控制住了，至此第三次全球鼠疫大流行接近尾聲。北里並沒有參與這次鼠疫的防疫。伍連德借此之功，成為國際鼠疫預防的頭號專家，於一九一五年和一九一六年出任中華醫學會的第一、第二任會長，被封為男爵的北里柴三郎於一九二三年出任日本醫學協會第一任會長，他們在東北大鼠疫期間的對決稱得上是未來中日醫學主帥的巔峰之戰。

鼠蚤猶在

第二次東北大鼠疫後，再沒有發生嚴重的鼠疫流行。之後各種抗生素相繼被發明，其中一九四四年發現的鏈黴素對鼠疫菌有特效，從此鼠疫走向末路，人類和鼠疫的鬥爭終於以人類徹底勝利而告終。

但是，鼠疫並沒有消失。

一九九四年九月十八日，是印度象神節的最後一天。古吉拉邦（Gujarat）蘇拉特市（Surat）突然有無數的人高燒不退、咳嗽、打噴嚏、吐血和昏厥，病人很快相繼死亡，死者渾身發黑，表情非常痛苦。

當地政府一看這麼多人同時生病，判斷肯定是有人在水源中投毒，下令切斷自來水供應，本市兩百萬人愛喝什麼喝什麼。沒有水喝了，發燒咳嗽的越來越多，終於有人建議應該查查血，看看這些人是不是得了傳染病。一查血發現，就是鼠疫。

政府馬上開始衛生防疫，可是鼠疫已經大面積流行。當地的醫療條件非常差，醫療設備十分落後，醫務力量嚴重不足，而且醫治鼠疫的抗生素更是奇缺。到十月四日，已有一千多人被送進醫院，死亡五十人。全城陷入恐慌，兩百萬蘇拉特人跑了三十萬，鼠疫也因此迅速被帶到印度各地。

之後通過國際合作消滅了鼠疫，人們這才意識到，有了抗生素並不表明沒有了鼠疫。和天花不一樣，鼠疫菌在野生齧齒類動物體內永遠存在，除非人類把野生齧齒類加上跳蚤全消滅了。因此清除鼠疫的可能性幾乎為零，也就是說，人類還是要和鼠疫菌共存下去。

更為嚴峻的是，從一九九七年開始，鼠疫菌開始出現抗藥性，接連發現對抗生素有抵抗性的毒株。進入新世紀後，人類和鼠疫可能又要進行一場競賽，究竟是人類先發明對鼠疫更有效的抗生素，還是鼠疫先形成能抗藥的強毒株？科學家除了要儘快研究出新的特效藥之外，也把控制鼠疫大流行的希望寄託在衛生防疫措施上。但是SARS的教訓告訴我們，如果真有那麼一天，我們的處境並不會比一九一〇年的哈爾濱人強。時至今日，得鼠疫的還大有人在便是一種警示。

還有一個可怕情況是真正的威脅並非來自自然界，而是來自我們自身。

一九四一年底，中國湖南常德地區爆發鼠疫，上萬人死亡。中國政府火速派遣衛生防疫專家包括伍連德的弟子和舊部下趕到疫區，經過調查，他們得出了結論：這場鼠疫是日寇通過用飛機空投帶有鼠疫細菌的跳蚤引起的。這個說法一開始並沒有得到歐美國家的認可，他們認為在沒有老鼠存在的情況下，空投一大群鼠跳蚤不會有什麼用。

可事實並非如此，九一八事變後，日軍接管了伍連德在哈爾濱創建的領先世界的鼠疫研究機構，成了七三一部隊，由石井四郎負責，研究細菌戰。

如果換成和平環境下，為人傲慢固執的石井四郎沒準能成為日本又一位微生物學大師，他對鼠疫的研究熱情使他成了生物戰史中有名的人物。一開始他打算通過投放攜帶鼠疫的老鼠造成鼠疫流行，可是沒有成功。因為帶著鼠疫病菌的老鼠本來就活不了幾天，放出去以後牠們身上的跳蚤還必須能咬到人，這點不太容易實現。

老鼠不成只能仰仗鼠跳蚤，再不成的話就用人跳蚤，結果他還真的把人跳蚤研發成了有效的生物戰武器。常德等地的鼠疫就是這種「武器」引起的。

石井四郎歪打正著，證明了黑死病主要是靠人跳蚤傳播的，在成天不洗澡不換衣服的中世紀歐洲人身上，跳蚤不是有沒有的問題，而是有多少的問題。

石井四郎的這個研究成果從科學的角度看可以說相當的出色，可惜從道德上卻無比的邪惡。不僅在疫區造成上萬中國人死亡，而且他在研究過程中用了上萬名中國人、蒙古人和蘇聯人做人體試驗，是十足的斷魂研究。

眼看日本戰敗是必然的，石井四郎妄想用細菌戰挽救日本，可惜他那點修行還太淺。戰爭結束，石井四郎用細菌戰資料和美國進行交易，麥克阿瑟留了他一條命。美國這麼做，就是圖石井手裡的資料。那批包含伍連德心血的寶貴的資料，是美國用來和蘇聯進行細菌戰的基礎。

美軍的擔憂不是沒有道理的，冷戰時期雙方各自不停地研究生物戰，蘇方確實把寶押在鼠疫上。每當專家們提出新的生化武器方案時，蘇聯生化武器計畫負責人尼古拉・尤拉科夫少將準會讓他們閉嘴：搞那麼多花裡胡哨的幹什麼？我就要一株，一株就夠了。

他指的那株就是引起黑死病的劇毒旱獺鼠疫菌株，也是一九一〇年至一九一一年橫行東三省的旱獺鼠疫菌株。

冷戰結束了，蘇聯也垮臺了，可是尤拉科夫的咆哮還在地球的上空迴蕩。

鼠疫，還在我們身邊。

（四）而若食入受感染動物之組織，則會引起咽鼠疫。

潛伏期：

通常為 1-7 天。原發性肺鼠疫為 1-4 天。

發病症狀：

依照感染方式及部位的不同，可將鼠疫可分為：

（一）腺鼠疫：臨床症狀主要有發燒、肌肉痛、關節痛、頭痛、腹痛和虛弱，伴隨疼痛性鼠蹊部淋巴結腫大。周圍組織也會變成腫脹、皮膚表面常有明顯發熱、發紅，而被跳蚤咬的位置會以皮疹、膿或潰瘍呈現。

（二）原發性肺鼠疫：其病程發展快速，高致死率，臨床表徵有寒冷、發燒、頭痛、肌肉痛、頭昏、眼花、咳嗽、胸痛、咳血、呼吸困難、呼吸衰竭。

（三）次發性肺鼠疫：可造成肺炎、縱膈炎或引起肋膜積液。

（四）咽鼠疫：是由於食入受感染組織，而引發咽炎。

（五）原發性敗血性鼠疫：較為罕見，但致死率近 100%。其敗血症進展快速，有寒顫、發燒、嚴重頭痛、噁心、嘔吐的症狀，有時嚴重時會在 48 小時內死亡。患者全身皮膚成紫黑色，因此鼠疫又叫黑死病。

資料來源：衛生福利部疾病管制署 http://www.cdc.gov.tw/

鼠疫

第一類法定傳染病
主要傳染途徑—蟲媒傳染

鼠疫是由鼠疫桿菌所造成的一種人畜共通傳染病，又名黑死病。鼠疫桿菌會藉囓齒類動物身上跳蚤（如印度鼠蚤）之叮咬而傳播，造成各種動物及人類的感染。

最初症狀是跳蚤咬傷部位附近的淋巴腺發炎，經常發生於鼠蹊部，受感染的淋巴腺發炎、紅腫、壓痛且可能流膿，並伴隨發燒。

依感染方式及部位的不同，可將鼠疫可分為腺鼠疫、原發性肺鼠疫、次發性肺鼠疫、咽鼠疫及原發性敗血性鼠疫等。

傳播方式：

（一）經由被鼠疫桿菌感染之跳蚤（尤其是印度鼠蚤）叮咬，或是人類處理被感染動物（如老鼠和家兔）的組織時，不慎接觸其膿液而感染。

（二）腺鼠疫原本不會藉由空氣直接由人傳染人，但是當鼠疫桿菌引起敗血症後，鼠疫桿菌可侵入肺部造成次發性肺鼠疫。

（三）次發性肺鼠疫患者經由空氣散播，傳染給其他人，被傳染的病患就會罹患原發性肺鼠疫。

傳播方式：

患有狂犬病之動物，其唾液中含有病毒，狂犬病病毒隨著動物的唾液，透過動物抓、咬的傷口進入人體。拉丁美洲常發生吸血蝙蝠傳染至家畜的案例。

人類患者的唾液也會有狂犬病病毒，理論上有可能透過人與人直接傳染，但是至今尚無病例報告。但是曾發生病患捐贈眼角膜，導致受贈者感染狂犬病案例。

蝙蝠群居的山洞或進行狂犬病毒培養的實驗室也有可能經由空氣傳染狂犬病，不過非常罕見。

潛伏期：

狂犬病潛伏期從 1 至 3 個月不等，偶而短於 7 天，最長可達 7 年以上，視傷口嚴重程度、傷口部位神經分佈的多寡或與腦的距離、病毒株別、病毒量、衣服的保護程度及其他因素等而定。

發病症狀：

狂犬病初期症狀包括發熱、喉嚨痛、發冷、不適、厭食、嘔吐、呼吸困難、咳嗽、虛弱、焦慮、頭痛等，咬傷部位會出現異樣感的症狀，持續數天後，病患會出現興奮及恐懼的現象，然後發展到麻痺、吞嚥困難，咽喉部肌肉之痙攣，引起恐水之症狀

狂犬病

第一類法定傳染病
主要傳染途徑—接觸傳染

狂犬病由狂犬病病毒引起的一種急性病毒性腦脊髓炎，一旦發病後，致死率高達100%，但如能在動物咬傷後，及時就醫，接受狂犬病暴露後預防接種，可以有效的降低發病的風險。狂犬病是全球性的疾病，全世界都有病例，主要發生於非洲、亞洲、拉丁美洲及中東等地區，根據世界衛生組織估計：每年約有55,000死亡病例，其中亞洲約占31,000例死亡，非洲約占24,000例死亡，其中30～50%是幼童。臺灣自1959年起不再有人的病例，2002年及2012年各發生一例自中國大陸境外移入病例，2013年發生一例自菲律賓境外移入病例。1961年後不再有動物病例，但行政院農業委員會於2013年公布國內野生鼬獾、錢鼠與狗檢出狂犬病毒，並將檢出狂犬病陽性動物之鄉鎮市區(狂犬病陽性動物分佈圖)與其他山地鄉，列為狂犬病風險地區(各縣市山地鄉清單)。

資料來源 : 衛生福利部疾病管制署 http://www.cdc.gov.tw/

（所以又稱為恐水症），隨後會發生精神錯亂及抽搐。

預防方法：

預防被動物咬：

1. 不碰觸、逗弄野生動物。

2. 不撿拾生病的野生動物、屍體，請洽詢各地動物防疫機關，或電洽 0800-761-590。

一旦被動物咬傷時，請遵循 1 記、2 沖、3 送、4 觀：

1. 記：保持冷靜，牢記動物特徵。

2. 沖：用大量肥皂、清水沖洗 15 分鐘，並以優碘消毒傷口。

3. 送：儘速送醫評估是否要接種疫苗。

4. 觀：儘可能將咬人動物繫留觀察 10 天。若動物兇性大發，不要冒險捕捉。

被動物咬傷後，到哪裡就醫：

1. 請至疫苗儲備醫院就醫，各縣市均有施打點；自 2014 年 1 月 1 日起，人用狂犬病疫苗及免疫球蛋白納入全民健保給付範圍。

2. 高風險民眾暴露後需接種 5 劑疫苗，且於發病前接種，防護效果接近百分之百。

發病症狀：

猝發且持續性高燒、頭痛、背痛、惡寒、盜汗、淋巴結腫大、恙蟎叮咬處出現無痛性的焦痂（eschar）、一週後皮膚出現紅色斑狀丘疹，有時會併發肺炎或肝功能異常。在沒有經過適當治療的病患中，死亡率可高達 60%。

預防方法：

一、個人保護措施：宜穿著淺色長袖衣褲、手套及長靴等保護性衣物，以避免被具傳染性的恙蟎附著叮咬。

二、在恙蟲病高風險地區活動時，於衣物及皮膚裸露部位塗抹衛生福利部核可之蚊蟲忌避劑 / 防蚊藥劑（含化學成份 DEET），活動結束後儘快沐浴並換洗全部衣物。

三、剷除住宅附近、道路兩旁以及田埂等草叢區域的雜草，並封住鼠洞及空隙以防止老鼠進入屋內。

四、居家環境保持清潔，食物收藏妥當，以避免鼠類孳生，降低傳播恙蟲病的機會。

資料來源 : 衛生福利部疾病管制署 http://www.cdc.gov.tw/

恙蟲病

第四類法定傳染病
主要傳染途徑—蟲媒傳染

恙蟲病是由立克次體所引起的疾病，臺灣全年皆有病例發生，流行季節主要為夏季。

恙蟲病在世界地理上的分布呈現三角形的區域，從日本北部至澳大利亞北部以及巴基斯坦等地所構成，稱為「tsutsugamushi triangle」，甚至喜馬 雅山脈也有恙蟲病的報告。

傳播方式：

恙蟲病並不會直接由人傳染給人，是經由感染立克次體的恙蟎叮咬人類時，立克次體透過叮咬部位的傷口進入人體而感染。恙蟎的動物宿主以鼠類為主，感染立克次體的恙蟎，於其四個發育階段（卵期、幼蟲期、若蟲期、成蟲期）均會保有立克次體，成為永久性感染。

潛伏期：

典恙蟲病的潛伏期約為 6 至 21 天，通常為 9 至 12 天。

潛伏期：

一般潛伏期為數小時至 5 天

發病症狀：

常見的症狀包括腹瀉、噁心、嘔吐、腹痛、發燒、頭痛及虛弱等，有時會伴隨血便或膿便，但是不一定所有的症狀都會同時發生。

患者的年齡、個人健康狀況、感染之致病菌，以及吃了多少被污染的食物量等因素，均會影響症狀及其嚴重程度。抵抗力特別弱的人症狀會比較嚴重，甚至可能會導致死亡。症狀通常會持續 1 天或 2 天，有些會持續 7 至 10 天。

預防方法：

預防被動物咬：

（一）預防食品中毒五要原則：

1. 要洗手：調理食品前後都需澈底洗淨雙手，有傷口要先包紮。

2. 要新鮮：食材要新鮮衛生，用水也必須乾淨無虞。

3. 要生熟食分開：用不同器具處理生熟食，避免交互污染。

細菌性腸胃炎

主要傳染途徑—食物或飲水傳染

可以引起腸胃炎的致病原包括細菌、病毒和寄生蟲等，常引起細菌性腸胃炎的致病菌有腸炎弧菌、沙門氏桿菌、病原性大腸桿菌、金黃色葡萄球菌、仙人掌桿菌及霍亂弧菌等。其它傳播力較強且症狀較嚴重，但在臺灣已較少見的桿菌性痢疾、霍亂、傷寒、副傷寒與腸道出血性大腸桿菌等疾病已列為法定傳染病，於本網站中介紹。

傳播方式：

通常是透過受病菌污染的手，或進食受污染的食物、飲品而感染，亦可經由空氣中的飛沫傳播。人與人之間糞口傳染途徑也很重要，特別是在照護腹瀉病人時，如嬰兒或糞便失禁的成人，容易造成傳染。

資料來源：衛生福利部疾病管制署 http://www.cdc.gov.tw/

4. 要澈底加熱：食品中心溫度超過 70℃，細菌才容易被消滅。

5. 要注意保存溫度：保存溫度低於 7℃，才能抑制細菌生長，室溫下不宜久置。

（二）一般防治措施：

1. 烹調食物前、餐前或便後應確實洗手，小心處理食物。

2. 食物應以保鮮膜包裹存放冰箱，再次食用前應加熱煮熟。

3. 沙拉及冷盤之保存應特別謹慎。

4. 被蒼蠅沾染、過期或腐敗等不潔食物，均應丟棄，切勿食用。

5. 牛奶和奶製品應滅菌後再食用。食物要完全煮熟，尤其是雞蛋、家禽肉類、生鮮海產及魚貝類等。

6. 水塔應經常清洗及消毒，旅行或野營時，用水應煮沸消毒。

7. 確實撲滅並阻隔蒼蠅等病媒，垃圾桶應加蓋並定時清除。

8. 如有嘔吐、腹瀉或發燒等症狀，應儘速就醫，並避免處理食物，以防傳播他人。

天花

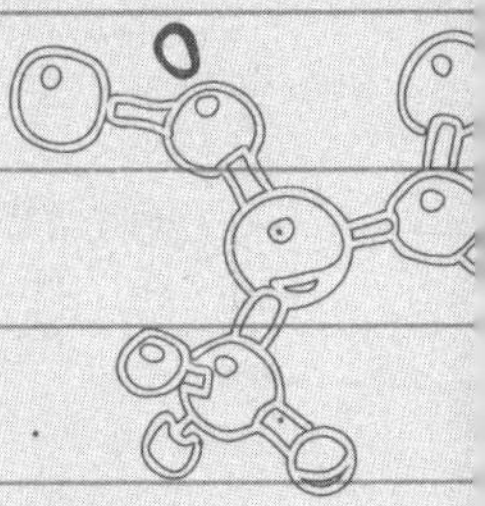

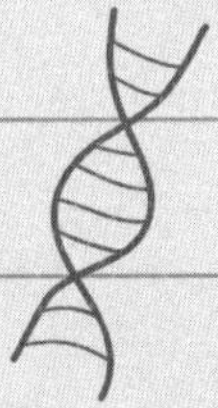

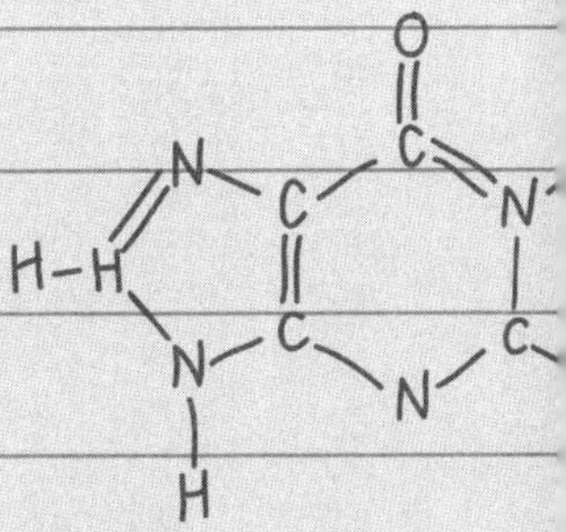

天花

鏡子裡的麻點

一六七六年，李文虎克（Antoni van Leeuwenhoek）在顯微鏡下看到了細菌。

同一年正值中國康熙十五年（一六七六），北京城裡秋意盎然。

紫禁城中，皇帝下了朝，來到涼爽的書房，內侍小心翼翼地為皇上更衣，年輕的皇帝則若有所思地看著鏡中的自己。

年方二十二歲的康熙想起適才得到的捷報，心緒豁然開朗。三藩之亂已歷時三年，直到最近福建耿精忠投降，朝廷才扭轉了敗局，自己這一著險棋算是走對了，假以時日，三藩定能平復。想到這裡，康熙露出了笑容，然而這笑容轉瞬間便凝固了，因為皇帝在鏡中看到了自己臉上的一件物事：痲子。

那一個個的麻點從小就長在臉上，康熙以往照鏡子，並沒有因為臉上的痲子而煩惱過，甚至還有些得意洋洋，因為如果沒有這些麻點，皇帝的位子或許還輪不到自己，痲子帶給他運氣。

清軍入關之後，除了面對各種反對勢力外，還必須面對另一個嚴重的威脅，就是天花。在關外，滿族中基本上沒有人得天花，進入中原之後，天花卻成為威脅滿族人健康和生命的最嚴重的傳染病。

天花是由病毒引起的疾病。人剛感染天花病毒沒有任何症狀，通常在第十二天開始發病，病人高燒、頭疼、肌肉痛，還嘔吐，到第十八天，全身出現斑點。如果病毒攻擊心腎肝腦肺等重要臟器，病人在一個月以內就會死亡，死亡率為三分之一。存活者中有六分之一單目或雙眼失明，每個倖存者身上都會留下永久性的斑點，也就是麻子，除了少數人以外，多數人因此顯得非常醜陋。

人得過天花以後獲得終身免疫，不會再得。所以天花在人群中的流行是間隔性的，一次流行中，這個地區大部分從來沒有感染過天花的人被感染了以後，病毒流行便會因為缺乏感染對象而終止。過一段時間，天花再次光臨，因為成人大多具有免疫能力，所以感染對象以從來沒有接觸過病毒的兒童為主。

即便一直接觸天花的漢族，其被感染兒童死亡比例也達到三分之一，何況對天花不具備任何免疫力的滿族人。順治就是因為少年時沒有接觸過天花，成年後才被感染，這種情況往往是致命的，所以順治只活到二十四歲，臨終前讓康熙即位，就是考慮這個兒子已經有免疫力，不會和自己一樣年紀輕輕地就死於天花。

現在，康熙二十多歲了，雖然自己不再會死於天花，但天花一直是籠罩在他心頭的一個陰影，因為皇族中還會不斷有人死於天花，自己的皇子要面臨這種生死考驗，選皇儲也要以臉上有沒有麻子為重要標準。

康熙從麻子想到天下，這個天下是他愛新覺羅家的天下，難道愛新覺羅家每一代皇帝都必須是麻子嗎？

不！他要改變這個命運。

因為他是個好學的皇帝，不僅受中華文化的薰陶，也通過西洋傳教士對西方科學技術頗有涉獵，當時西方正值文藝復興的光輝時代，出現了人定勝天的信念，加上康熙本人雄才大略，才敢於向命運挑戰。

看著鏡子中臉上的麻點，康熙開始思考，天花究竟是怎麼引起的。

天花的源頭

天花病毒是流行於人類中的古老病毒代表，它在人類中的傳播歷史和其他高傳染性疾病病原體，例如鼠疫桿菌一樣，大約有一萬兩千年的歷史。那個時期有兩個大事件，一是人類經過白令海峽的陸橋來到美洲，另外一件是在非洲出現了農業社會。由此斷定天花的出現不可能太早，而很有可能滋生於非洲的農業活動中，因為美洲原居民沒人得天花。

和鼠疫桿菌一樣，天花病毒也是從齧齒類的痘病毒變異而來。人類定居進行農業耕作之後，最常接觸的就是野生齧齒類動物，因為這些生物大多生活在人類開發的農田中。和打獵拾荒不一樣，農業耕作要天天泡在田裡，遠比三兩天打著一隻獵物時和動物接觸得頻繁，這樣動物的痘病毒就和鼠疫桿菌一樣，在和人類的這種密切接觸中出現變異，越過了物種之間的界限，成為危害人類的天花病毒。

世間萬物都有各自的圈子，通常情況下動物和寄生在自己身上的微生物能和平共處，但是如果這種微生物跑到另外一種動物身上，就可能產生危害。當原來寄生在齧齒類動物身上的病毒在接觸過程中被人感染上的話，會有兩種結果。大多數這樣的感染都是一時性的，最多殺死被感染的人，病毒不會傳染給別人。但是，極個別的時候，病毒在人體內發生變異，並完全適應人體的環境，將人類變成了自己的宿主，還可以從一個人身上通過不同的途徑傳給另外一個人，一種新的病毒性傳染病就出現了。由於這類病毒是外來病毒，人類對其很不適應，身體會出現劇烈的反應，成了我們所說的疾病。

近年來，有愛滋病這種動物病毒在人體中完成變異的例子，也有 SARS 這種幾乎完成變異的例子。愛滋病毒徹底地成為人類病毒，而 SARS 病毒並沒有完成在人群中傳播的過程。這兩種病毒出現時，正值病毒學技術特別是分子病毒學技術突飛猛進發展的年代，因此我們獲得了很多資料，借此可以推斷出動物痘病毒變成人的天花病毒的過程。

人類進入農業社會後，開始飼養動物作為固定的肉食，這樣一來和動物病毒接觸的機會就更多了。野生的病毒一般來說對人類無害，因為在進化過程中人類已經適應了這些自然環境中存在的病毒，但飼養動物這種改變動物自然生活習性和環境的做法讓大量的動物高密度繁殖，在為人類提供穩定的肉食的同時也為病毒繁殖和變異提供了溫床。從這時起，環境就被分成人類社會、野生世界和家畜圈，家畜圈介於人類社會和野生世界之間，往往成為兩者之間微生物傳播的紐帶。

病毒考古學除了利用分子生物學技術之外，還有其他手段。木乃伊的存在就為病毒考古學提供了一個非常難得的證據，雖經過幾千年，木乃伊不僅骨骼還在，皮膚表面也算完整。一八九八年，古埃及十九王朝的一位法老西普泰的木乃伊被發現，他於西元前一一九七年到西元前一一九一年在位，死的時候年僅十六歲。這具木乃伊的左腳有殘疾，專家們認為這是患過小兒麻痺的特徵，這具木乃伊生前是迄今為止已知最早的一例病毒性傳染病患者。

製作木乃伊需要把屍體浸在一種防腐液裡面，過七十天後取出晾乾，再往裡面填進香料，外面塗上樹膠，然後用布包裹起來。木乃伊講究在人死後七天之內開始製作，否則屍體就可能腐爛。但是根據紙草書的記載，有一位法老死了兩年後屍體才被做成木乃伊。這位法老比西普泰晚半個世紀在位，是古埃及二十王朝的拉美西斯五世。拉美西斯五世死於西元前一一四五年，當時三十歲，統治埃及才四年。拉美西斯五世之後是拉美西斯六世，他並不是拉美西斯五世的兒子，而是他的叔叔。這兩點加起來，很像是叔叔武力奪了侄子的位子，還把侄子殺了。可是一檢查拉美西斯五世的木乃伊，發現臉上全是麻點，很明顯是和順治皇帝一樣，成年後得了天花，並因此而喪命的，估計當時製作木乃伊的人也全得天花死了，直到兩年以後病毒慢慢消失才有機會把他做成木乃伊。

拉美西斯五世是迄今為止已知的最早的一例天花病人。連法老都得天花死了，說明古埃及王國當時有天花流行。尼羅河流域的古埃及文明是人類社會最早出現的高度文明，天花在古埃及流行有其理所當然的理由。

拉美西斯五世的爺爺和拉美西斯六世的爸爸拉美西斯三世是古埃及二十王朝的第二位法老，他之後的法老按照拉美西斯四、五、六、七、八世排下去，但拉美西斯三世的爸爸並不是拉美西斯二世。拉美西斯二世是古埃及十九王朝的第三位法老，十九王朝的開國法老是拉美西斯一世，拉美西斯二世是他的孫子。拉美西斯二世的太子本應是拉美西斯三世，可是沒想到拉美西斯二世在位六十多年，活到九十多歲，拉美西斯三世和他下面十一個弟弟全都走在老爸的前面，拉美西斯二世終於堅持不住去世以後，繼位的是他的第十三個兒子麥倫普塔赫，已經六十多歲了。就這樣拉美西斯幾世沒有排下去。幾十年後改朝換代，這個拉美西斯三世讓下一個王朝的法老繼承了。

拉美西斯三世之所以願意給前朝法老當兒子，是為了要沾拉美西斯二世的光。拉美西斯二世是古埃及歷史上最偉大的法老，埃及自新王國時期開始對外擴張，十九王朝建立後，兩代法老加大擴張力度，到拉美西斯二世之時登峰造極，在即位第五年也就是西元前一二七六年，他親率四師兩萬人之眾出埃及，在敘利亞卡疊石（Kadesh）迎戰西台帝國的五萬大軍。

埃及文明不斷擴張的同時，兩河文明也呈現鼎盛之勢。兩河是四戰之地，由於無險可守，只能富國強兵。當時統治兩河流域的西台帝國是一個軍事化國家，最強大的時候常備軍多達三十萬，更重要的是，西台帝國首先使用了鐵器，在軍事技術上，西台帝國強於十九王朝。

卡疊石之戰是人類歷史上第一場真正意義上的戰爭，起初埃及軍隊被打得丟盔棄甲，眼看就要一敗塗地。可就在一夜之間，勇猛的西台軍隊從老虎變成綿羊，讓對手打得抱頭鼠竄，最後傷亡慘重的雙方握手言和。

究竟發生了什麼事讓西台潰不成軍？原來決戰前夜西台軍營瘟疫大流行，這場壞了西台一統天下大業的瘟疫就是天花。此後在天花的不斷打擊下，西台王國一蹶不振，只好和埃及結盟，把公主送去和親，百年之後西台帝國被支解。可見即便擁有當時世界上最先進的武器，也難敵瘟疫之患。西台帝國滅亡之後，其鐵匠散落各地，將冶鐵技術傳播開來，西元前八百年傳至印度，西元前六百年傳至中國。後來漢擊匈奴，靠的正是鐵器。

從一本書，到一本書，再到一本書

中國沒有木乃伊，因此對於天花什麼時候在中國出現，得從文字中找答案。

《封神演義》就有關於天花的描述。姜子牙攻到了潼關，守關的余化龍將軍有特殊技能，能讓周軍全軍上下長痘痘。後來封神的時候也給會撒痘的余家人留了位子。封余化龍為主痘碧霞元君，元配金氏為衛房聖母元君，五個兒子余達、余兆、余光、余先、余德為東、西、南、北、中五方主痘正神，共掌人間時症。

周朝建立後，天花就由這姓余的一家子在中國代代「任其行施」。後來不知道為什麼余化龍父子慢慢在神仙堆裡不見了，管天花的就剩下他老婆，叫痘神娘娘，連宮裡都供著。但是民間傳來傳去走了樣，出現雲霄、瓊霄和碧霄三個管天花的。這些痘神娘娘嫉妒心都特強，誰家的孩子長得好看，馬上就撒一把痘，即便不死也落得一臉麻子。於是一到年三十晚上，爹媽都要做一個特醜陋的紙面具給孩子們戴上，為的是騙過撒痘的。天花這個名字也來自於此，意思就是天女散花。

按這種說法，天花在中國最早出現在商末，也就是西元前一〇五〇年左右。可惜成書於明朝的《封神演義》不能作為歷史考據。

關於天花的文字記載在西方也找不到，古希臘之後，歐洲人直到文藝復興之前都在醫學方面乏善可陳，其他地區關於天花的記載也是一片空白。直到西元十世紀天花才第一次出現在阿拉伯人的記載之中，但印度人認為他們關於天花的記載比阿拉伯人早五百年。

中國的醫學古籍和歐洲自古希臘之後的醫書一樣，林林總總數量很多，但對疾病症狀的記載並不詳細。《本草綱目》算是把中藥總結了一下，但關於疾病特別是傳染病的資料往往非常簡略，通常用大疫二字一帶而過。二十世紀初，美國軍醫署圖書館館長總助理嘉里遜（Fielding H. Garrison）在編寫美國第一部全面介紹世界醫學史的專著時，由於很難找到中國的醫學史材料，只好參考印度人和阿拉伯人關於中醫的記載。一九一三年，《醫學史》（*History of Medicine*）問世，很快成為醫學史方面的權威課本和主要參考書。

一九一六年，嘉里遜收到一封來自中國的信，這是他收到的唯一一封中國讀者的來信。寫信的是時任大總統侍從醫官、外交部總醫官、北滿洲里防鼠疫局局長的伍連德。

伍連德拿到嘉里遜的書後，先找了一下有關中國的內容，發現七百六十二頁的書中，只有不到一頁是關於中國醫學的，內容如下：

中國醫學是完全靜止的，如果我們直到現在還受中世紀思想的指導，我們的醫學水準可能也會和中國的一樣。他們的作品很多，但是沒有一部有哪怕一丁點的科學價值。這些作品的特點是對權威的崇拜，只有僵化的形式以及迂腐多餘的細節。中國的解剖學認為人體有三百六十五塊骨頭，有些理論體系認為頭顱僅有一塊骨頭，另一些則認為男性頭顱有八塊，女性有六塊。喉通向心，脊髓通睾丸，肺有八葉，肝有七葉。脾和心是用來思考的器官。由於有這些對人體構造的不恰當認識，中國很少實施外科手術。因為這是一個教義上堅決反對抽血與屍體解剖的民族。閹割實際上是他們唯一施行的手術，當他們拔火罐和按摩時，並不放血，而是艾灸或針刺。艾灸是將易燃的小圓錐體放置在全身，然後點著。針刺是將特製的細金針或銀針插入綳緊的皮膚內。這些操作都是為了對痛風和風濕病進行反刺激。中國人非常擅長按摩，而且是第一個使用盲人按摩師的。中國病理學的特點是極其瑣碎，大約列出了一萬種不同的發熱，十四種痢疾。在診斷上，他們非常重視脈搏，將它細分為許多種情況，並且把手指像彈鋼琴一樣放在每隻手橈動脈上的不同部位來感知。這樣，就可以得到六組脈搏資訊，每組都對應不同的器官和疾病。中藥材包羅萬象，除了眾所周知的藥物，如人參、大黃、石榴根、烏頭、鴉片、砷劑、硫磺和汞劑（用來塗擦和薰蒸梅毒）外，還有許多令人作嘔的藥，如動物的器官或分泌物。古中國人就知道了天花的預防性接種，這可能是他們從印度學來的。

伍連德認為這樣寫嚴重失實，因此寫信給嘉里遜。嘉里遜在回信中說，中國醫學可能有其長處和特點，但是目前沒有用外文介紹的，既然中國醫學有很多有價值的東西，為什麼中國人自己不對外宣傳？

伍連德讀到回信後，受到很大震撼，一方面繼續寫信向嘉里遜介紹中國醫學的成就，一九二九年《醫學史》第四版出版的時候，有關中國醫學的內容增加到了四頁，內容包括《神農本草經》、《黃帝內經》和《本草綱目》以及二十世紀的一些重大事件。另一方面找到醫學史專家王吉民，兩人當即決定，寫一部中國醫學史。這項工作工程浩大，前後花費了近十六年時間，最終英文版的《中國醫學史》問世，不僅填補了中國醫學史的空白，也解決了歷史上的很多問題，包括天花是怎樣傳入中國的。

王吉民在中醫古籍中找到這樣一條記載：「比歲有病時行，仍發瘡頭面及身，須臾周匝狀如火瘡，皆戴白漿，隨決隨生。不即治，劇者多死。治得瘥後，瘡瘢紫黑，彌歲方滅。」這條紀錄無疑說的是天花，成文時間是西元四世紀，一下把中國對天花的最早記載提前了六百年，不僅比阿拉伯人早，而且比印度古書中關於天花的記載也早一百多年，為中國人又創造了一項世界第一。

祖傳的神仙

上文所提的記載出自《肘後方》，作者是晉人葛洪。這是一本中醫方劑書，原名《肘後救卒方》，是葛洪編寫的《金匱藥方》的精選本。內容涉及常見內科急症、外傷和寄生蟲病等，書中開出的方劑實用、便宜，因為頁數不多，可以綁在手肘後面攜帶，所以叫《肘後方》。後來南朝陶弘景將該書增補為《補闕肘後百一方》，金朝楊再道再次增補，成為今本《肘後備急方》。

《肘後方》在中醫書籍中遠不如《本草綱目》有名，可如果從醫學的角度看，它比

《本草綱目》地位要高得多。歷史上第一個準確記載天花病例還在其次，它收錄的兩個藥方非同小可。

其一是治療瘧疾的方子。中醫學在現代醫學領域中最大的成就是發現青蒿素（Artemisinin）可以治療瘧疾。由於瘧疾始終對人類健康產生著嚴重威脅，除奎寧外，對新的抗瘧疾藥物的需求量一直很大。越戰期間，瘧疾嚴重困擾交戰雙方，越方因此向中國求助。一九六七年國家啟動五百二十三計畫，試圖用中西醫結合的方法解決這一難題，最終確定了兩種對治療瘧疾可能有效的中草藥，一種是常山，一種是青蒿（黃蒿）。然而青蒿素的提取卻一直不成功，最後屠呦呦在《肘後方》中發現了這樣的記載：「青蒿一握，以水二升漬，絞取汁，盡服之」，並因此受到啟發，改用乙醚將青蒿素提取成功，並因此於二〇一一年獲得拉斯克獎（Lasker Award）。沒有這一條記載，可能就沒有青蒿素。

另外一個是治療狂犬病的方子，辦法是把狂犬的腦子敷在狂犬病人傷口上。雖然最終征服狂犬病的是一代宗師巴斯德，他將患狂犬病的狗的脊髓暴露在空氣中製備出減毒疫苗，但《肘後方》中記載的辦法已經很接近巴斯德的科學方法，這可是在巴斯德研究出狂犬疫苗的一千五百年前。

憑這兩件，葛洪在古代醫學家中，雖然不能媲美古希臘的醫聖希波克拉底，也足以和其他古代醫學名家比肩。

一個勁兒地誇葛洪是個多麼偉大的醫學家，葛洪要是聽了，肯定氣得背過氣去。他們葛家傳下來的可是一個特別高尚的職業：神仙。和醫生比，真可謂一個天上一個地下。

葛洪生於太康四年（二八三），卒於興寧元年（三六三），他爺爺的弟弟叫葛仙翁，是三國時有名的方士。葛家是當時的名門望族，葛洪長大以後接班當官去了，最後還封了侯。老了以後繼承家裡的傳統去做神仙，找了個山清水秀的地方大煉石頭，不僅想著自己成仙，還把道教理論好好整理了一遍，給道家的前輩們挨個封神。

醫學本來就起源於巫術，中國醫生都會點道術，道士也都能看病。按科學的分類，方術應該算古代化學，巴斯德也是一名化學家，他和葛洪可以說是一個專業。

八王之亂後，葛洪滯留廣州多年，開始留心醫藥，在他的書中，還記載了恙蟲病，也是世界第一人。此外他還記載了結核病，是中國記載此病的第一人。西元三一〇年中國北方大疫，根據現存的零星記載推斷非常像天花流行，由於當時戰亂，人口流動很頻繁，這場大疫不久就傳到嶺南，因此被葛洪記錄在《肘後方》中。

《肘後方》專治急症，天花列於其中，可見當時天花是很常見的病。對於這種急性傳染病，古人叫它「天刑」，認為這是天降的災禍，是鬼神作怪。沒想到葛洪這位祖傳的神仙不這麼認為，他認為病人中了外界的癘氣。這種見解已經有點微生物學的神韻了。

葛洪還進一步記載了天花的來源：「建武中於南陽擊虜所得，乃呼為虜瘡。」建武是漢光武帝的年號，意思是說天花是在東漢初年的戰爭中從敵人身上傳給漢軍而進入中國的。這個說法在中醫古籍中也很另類，王吉民先生經過取證，發現葛洪的這段記載，和伏波將軍馬援有關。

何必馬革裹屍還

伏波將軍是個很響亮的名號，葛洪曾因為平息揚州之亂有功，被任命為伏波將軍，後來獲賜關內侯。歷代伏波將軍中最有名的當屬馬援。他是東漢開國名將。

「青山處處埋忠骨，何必馬革裹屍還。」這句豪邁的詩講的就是馬援的故事。東漢初年，匈奴、烏桓來搶劫，當時馬援已經五十四歲，主動要求率軍迎戰，留下一句豪言壯語：「男兒要當死於邊野，以馬革裹屍還葬，何能臥床上在兒女子手中邪？」

過了九年，六十三歲的馬援又出征了，武陵那裡的野人和中原沒什麼接觸，所以暴力抗稅。馬援以剿匪的名義帶人去了後，發現戰鬥只能在深山老林間展開，基本上要進行肉搏，最終「士卒多疫死，援亦中病」。士兵死了大半，他也死了。死去的士兵就地埋了，因為馬援的遺囑是馬革裹屍還葬，於是他手下就用一張厚馬皮裹著他的屍體往回運。

王吉民認為馬援就是得天花死的，因為要運回他的屍體，結果把天花一道帶回中原。當時如果就地把馬將軍埋了，或許天花能晚傳進來幾百年。

但事實是，馬援並沒有遠去西域，他死的時候天花早就傳進來了。

西漢以前，中原一直承受著從西或者從北而來的游牧民族的巨大壓力，經過秦漢之際的戰亂，北方的匈奴趁機強大，西漢初年朝廷更是混到了給人家當小弟的地步。

到了漢武帝時期，朝廷竭中原之人力物力，準備與強大的匈奴決戰，一時間東亞風雲激蕩。一代名將衛青、霍去病應運而生，漢朝開始漸漸掌握了戰爭的主導權，但要穩操勝券，還必須尋求更好的時機。就在這時匈奴俘虜提供了一條資訊：「匈奴破月氏王，以其頭為飲器，月氏遁而怨匈奴，無與共擊之」，讓漢武帝看到聯合其他受匈奴壓迫的民族夾擊匈奴的可能，並趁此機會徹底贏得了戰爭。

建元三年（前一三八），張騫以郎官身份率一百餘人西出陽關。張騫並沒有明確的目的地，只知道向西走。對漢人來說，西域是未知的世界。十三年後，張騫與堂邑父歷盡艱辛回到長安，帶回了陌生的西域的各種資訊。七年後，張騫再度出使西域，絲綢之路誕生，這條路從此成為歐亞之間最重要的貿易通道。

「男兒何不帶吳鉤，收取關山五十州。請君暫上凌煙閣，若個書生萬戶侯？」有漢一代，西域是男兒博取萬里功名之地。張騫之後陳湯、甘延壽揚威西域，一句「明犯強漢者，雖遠必誅」，兩千年後猶令人熱血沸騰。「不入虎穴，焉得虎子」，班超班勇父子令大漢在西域重現武帝之輝煌。那逝去的兩百餘年間，多少大漢兒郎關山度若飛、萬里覓封侯，是中華歷史上武威輝煌的一頁。

然而，張騫開拓的絲綢之路除了進行貿易之外，還交流了歐亞之間的其他東西。

西元一六五年，羅馬軍團從敘利亞帶回了被稱為「安東尼瘟疫」的流行病，十五年間導致羅馬本土包括皇帝在內的三分之一人死亡，有人估計死亡人數達五百萬，羅馬從此開始難以抵抗蠻族的侵蝕。七十年後，二五一到二六六年，又一場橫行十五年的瘟疫在羅馬出現。瘟疫是從北非傳來的，高峰期羅馬城每天的死亡人數達到五千，郊區人群的死亡率更高。這兩場瘟疫正是天花，從這時起，天花就在歐洲扎根，不斷地流行，後來伊斯蘭教興起，通過和基督教的戰爭，又多次把天花帶到亞洲，引起大流行。

就在這一時期，天花經絲綢之路傳入東方，從漢武到光武，天花漸次傳到武陵，然後由軍隊帶入內地，從此在中國扎根。

之後，西方的羅馬帝國和東方的漢帝國一道走向衰敗，經過幾百年的動盪和民族大融合，兩個偉大的帝國消失了。雙方之興起，是上千年的累積，而雙方之衰落，則不是巧合，是一種必然。

不得不說，這個必然正是在瘟疫的推動下形成的。

人生只能錯過兩班船

一五四一年，西班牙國王、神聖羅馬帝國皇帝、西西里國王、那不勒斯國王和低地國家至高無上的君主查理五世的車隊剛剛走出宮門就停了下來。查理五世問隨從發生了什麼事，隨從稟告：有人攔道。

查理五世從車內向外一看，一位老者攔住了道路，不禁有些氣惱，呵斥道：「什麼人如此大膽？」

那老人施臣子禮，然後傲然回答：「我就是給你行省比你祖先給你城池還要多的那個人。」

查理五世勃然大怒，正要發作之際，突然想到了一個人，因為只有這個人，才有資本這麼狂妄：「你是科爾蒂斯？」

此人正是征服了阿茲特克帝國，萬里封侯的荷南・科爾蒂斯（Hernan Cortés），因為在墨西哥受到王室官員的不公正對待，返回西班牙找國王申訴，可是國王被一群宵小包圍著，科爾蒂斯無奈，只好攔住國王車隊。

查理五世只好忍住怒氣，因為科爾蒂斯說得對，西班牙之所以成為帝國，科爾蒂斯是頭號功臣。

漢開邊，功名萬里，如果沒有衛青、霍去病舅甥這一對絕代雙驕，就不會有擊滅匈奴的霸業。西班牙帝國也一樣，能夠在美洲大陸建立廣闊的殖民地，靠的不是一船又一船冒著餵魚的危險到美洲碰運氣的人，而是另外一對絕代雙驕。他們是表兄弟，哥哥是征服印加帝國的法蘭西斯科・皮薩羅（Francisco Pizarro），弟弟是征服阿茲特克帝國的荷南・科爾蒂斯。美洲大陸僅有的兩個帝國就是被他們兄弟倆征服的，沒有他們，就沒有西班牙的美洲霸業。

其實，科爾蒂斯征服阿茲特克帝國靠的是一件舉世無雙的武器：天花病毒。除此之外，還有巧合。

一五〇二年，皮薩羅和科爾蒂斯準備隨新任伊斯班紐拉島總督尼可拉斯・德・歐班德前往美洲。臨行前風流成性的科爾蒂斯勾引了一位少婦，兩人正在雲雨之時，少婦的老公回來了，科爾蒂斯趕緊逃走，在翻牆時因為慌張掉了下來，摔成重傷，無法出海，皮薩羅只能獨自遠航。二月十三日，船隊出海。

雖然西方人忌諱十三這個數字，但這一天是星期天，是所謂的主日，因此主保佑船隊安全抵達了伊斯班紐拉島（Hispañola），卻把十三的霉運轉給了返航的船隊。一五〇二年七月一日，卸任的伊斯班紐拉島總督佛朗西斯科・德・瑪律德納德乘坐的船隊在返回西班牙途中遭遇風暴，幾乎全軍覆滅，包括瑪律德納德在內的五百人葬身海底。

科爾蒂斯養好傷，在西班牙遊蕩了幾年後，也來到伊斯班紐拉島，和一事無成的皮薩羅相聚了。哥哥繼續當小地主，弟弟成為法官。一五〇九年阿隆索・奧赫達（Alonso de Ojeda）從西班牙來到伊斯班紐拉島，徵召志願者對美洲大陸進行第三次探險，科爾蒂斯和皮薩羅一起報了名。

有了上次的教訓，科爾蒂斯對皮薩羅發誓，這次再也不亂搞了。臨出發前，他戒酒、不找女人、不賭博，也不和人決鬥，老老實實地等著啟程，但還是誤了這班船。

就在臨行前，科爾蒂斯病倒了。他得的不是一般的病，而是梅毒。多數歷史學家認為梅毒是美洲唯一的原生傳染性疾病，這是一種通過性傳播的慢性病，哥倫布將其帶到歐洲，常被人稱作「印第安人的報復」。科爾蒂斯雖然在臨行前禁欲，但他一貫喜歡拈花惹草，不小心被感染，正好在此時發病了。皮薩羅只好又一次獨自出發。

科爾蒂斯痊癒後從此收心養性，來到古巴，幾年之內，成為古巴首府的市長和古巴的首富。一五一七年開始，西班牙人進行了兩次對墨西哥猶加敦半島（Yucatan）的探險，雖然沒有成功地在大陸站穩腳跟，但從當地瑪雅人處發現了黃金，並且瞭解到那裡並不是另外一個島嶼，而是一個遼闊的大陸，有一個強大的帝國。獲得總督貝拉斯克斯的同意後，科爾蒂斯傾家蕩產，並向朋友舉債，招兵買馬，很快組織了一支擁有十一艘船和五百三十名隊員的探險隊。

突然，總督後悔了，下令不許向科爾蒂斯提供食品和供應。科爾蒂斯對此置之不理。總督隨即派信使去港口宣讀解除科爾蒂斯職務的手令。科爾蒂斯的大舅子得知此事後，殺死了信使，並通知科爾蒂斯火速將城中肉類盡可能地拿上船。

一五一九年二月十八日，貝拉斯克斯聞訊後趕到港口，發現科爾蒂斯船隊正在啟航。雙方徹底撕破了臉，船隊揚帆而去。

在新世界，總督有絕對權威，科爾蒂斯此舉已經犯了死罪。他唯一的活路是在新大陸建立殖民地，然後求得國王寬恕。

科爾蒂斯在進行一場豪賭，因為事不過三，他已經錯過了兩班船，這是最後的機會。

賭可以贏很多次，但不能輸一次

科爾蒂斯船隊來到墨西哥的猶加敦半島後，經過一場慘烈的戰鬥，終於讓當地的瑪雅人屈服了。科爾蒂斯不僅有了落腳點，而且得到了兩個人，一個是在這裡當了八年奴隸的西班牙人赫羅尼莫・德・阿吉拉爾（Gerónimo de Aguilar），懂瑪雅語，另外一位是另一個印第安部落的貴族女子拉・馬林奇，西班牙名字叫瑪瑞亞。她小時候父親去世，母親再嫁後又生下一個男孩，因此她不僅被剝奪了繼承權，而且被賣掉，成了瑪雅人的奴隸。瑪瑞亞能講瑪雅語和內陸使用的娜華托語納瓦特語（Nahuatl），通過這兩個人，科爾蒂斯便能夠順暢地和內陸的阿茲特克帝國進行交流。

古巴總督貝拉斯克斯得知科爾蒂斯有了落腳點後，派人到猶加敦半島傳令，免去科爾蒂斯的職務，命令船隊立即返航。科爾蒂斯便讓手下選舉自己為西班牙新的海外殖民地維拉•瑞卡總督。這樣就不再受古巴總督節制，直接受命於國王了，當然這個所謂的總督還要得到國王的認可。

在阿吉拉爾和瑪瑞亞的幫助下，科爾蒂斯很快發現本地人對阿茲特克帝國的怨恨情緒，決計和被阿茲特克帝國征服的各民族結盟，一起推翻帝國的統治。

一直密切注視西班牙人探險活動的阿茲特克帝國反應迅速，派大臣前來和科爾蒂斯接觸。阿茲特克帝國近幾十年來兵鋒所指，所向披靡，一連串的勝利讓阿茲特克人變得越來越狂妄，也越來越驕奢，出現了許多潛在的危機。皇帝蒙提祖馬二世本人深知此點，因此在對付西班牙人時非常謹慎。

兩方會面後，馬上發現了對方的野心，便各自展開對猶加敦半島的部族的拉攏行動，結果計謀多端的科爾蒂斯贏了。古巴總督貝拉斯克斯也不甘失敗，派人到科爾蒂斯陣營策反，幸好消息走漏，科爾蒂斯及時制止了一場暴動，將幾名為首叛亂者當眾吊死。然後又上演了一齣破釜沉舟之戲，先將船上的金屬配件拆下藏起來，然後當眾將所有船隻沉進墨西哥灣。

在沒有退路的情況下，科爾蒂斯僅率三百人及少量印第安人同盟軍，進軍阿茲特克帝國的首都特諾奇提特蘭。在祖塔拉谷地，他們遇見阿茲特克帝國的老對手、強悍的特拉斯卡拉人，幾乎全軍覆沒。但科爾蒂斯頑強地堅持著，直到特拉斯卡拉人在巨大的傷亡面前意識到應該和西班牙人結盟，最後雙方聯手，實力大增。面對這種情況，蒙提祖馬二世（Motecuhzoma）準備採取請君入甕的策略，邀請科爾蒂斯進入特諾奇提特蘭（Tenochtitlan）。

在特諾奇提特蘭幾十萬阿茲特克人的包圍下，科爾蒂斯孤注一擲，利用會面的機會綁架了蒙提祖馬二世，然後挾天子以令諸侯，在幕後統治阿茲特克帝國。

就在科爾蒂斯取得一連串勝利之際，猶加敦半島傳來消息，貝拉斯克斯組織了一支由十九艘船組成的艦隊，上面載著一千一百多人，由潘費瑙・德・納瓦埃斯率領，在墨西哥灣登陸。科爾蒂斯留下少數人監視阿茲特克人，親自率兩百六十人迎戰。在以寡敵眾的情況下，他先用計穩住對方，然後在一個雨夜進行偷襲，生擒對方主帥，用墨西哥的財富作為誘餌，收編了這支部隊。此時特諾奇提特蘭城中卻突然發生劇變，留守的阿爾瓦拉多行事魯莽，中了反西班牙勢力之計，屠殺了大量阿茲特克帝國權貴，導致阿茲特克人造反。

科爾蒂斯火速率軍返回特諾奇提特蘭，進城後才知中計，對方故意放他進城，然後拆除浮橋，準備把西班牙人全部殺死在四面環水的城中。科爾蒂斯拿出蒙提祖馬二世這個擋箭牌，誰料蒙提祖馬二世反被他的子民用石頭砸死。眼看就要斷糧，科爾蒂斯只能下令連夜突圍。

一五二〇年六月三十日夜，特諾奇提特蘭大雨滂沱，西班牙人和同盟軍扛著自製的浮橋悄悄出城，來到湖邊，正要放下浮橋，突然街邊的屋子裡傳來一聲女人的尖叫。霎時城中燈火四起，人聲鼎沸，西班牙人爭先逃命，導致浮橋塌落。這一夜只有四分之一的人逃了出來，連科爾蒂斯都險些喪命，估計有六百到一千名西班牙人和數千名同盟軍被殺。駐紮在城市另外一處的兩百七十人沒有接到突圍的通知，幾天後因為餓得堅持不住而投降。這些西班牙人和同盟軍以及馬匹統統被送上祭台，其後的幾天之內，阿茲特克大金字塔下血流成河。這一夜，被西班牙人稱為「淚水之夜」。

至此，科爾蒂斯輸得一乾二淨，好在瑪瑞亞和阿吉拉爾都在，他收拾殘兵敗將退回特拉斯卡拉人的勢力範圍，然後戰戰兢兢地等待阿茲特克帝國雷霆萬鈞的報復。

奇怪的是，阿茲特克帝國居然沒有動靜，原來特諾奇提特蘭城中爆發了瘟疫。戰亂往往伴隨著瘟疫，這是舊世界常有的現象，在新世界，從來不知瘟疫為何物，這是美洲大陸第一次出現高傳染性疾病。

「淚水之夜」過後，特諾奇提特蘭城中屍橫遍地，人們開始掩埋屍體。突然傳來一聲尖叫，吸引了所有人的目光。有人發現了一具特殊的屍體，這個屍體渾身上下全是黑的，人們很奇怪，這個西班牙人幹嗎把自己塗成黑色？一位婦女打來一桶水，試圖刷掉屍體上的顏色，可怎麼也刷不乾淨，這才相信這人的皮膚原本就是黑色的。

死者是一個黑人奴隸，名字叫法蘭西斯科・德・巴古拉。這可能是他的西班牙主人給他起的名字。他和主人隨納瓦埃斯來到墨西哥，被科爾蒂斯收編後一起進了特諾奇提特蘭，再也沒有出來，成了淚水之夜的冤魂之一。

這是新世界的居民第一次見到黑人，消息一傳十十傳百，引得全城人都來參觀這具黑屍體，很多人還要親手摸一下。

正應了西方那句諺語：好奇害死貓。

好奇害死貓

這位叫巴古拉的黑奴屍體上有天花病毒。

巴古拉並不是第一個把天花病毒帶到新世界的，在他之前來到美洲的西班牙人和葡萄牙人之中也有天花病人和天花病毒攜帶者，天花於一五〇七年出現在伊斯班紐拉島。科爾蒂斯帶來的人中也有這樣的人，但他們身上的天花病毒和巴古拉身上的天花病毒是不同的。

天花病毒在人類中已經流行了一萬年，在漫長的歲月中，出現了多次大的變異，這種基因變異都是病毒為了能夠更容易地在人群中生存和傳播而產生的。其中兩個變種毒性最強，第一個變種從西元五世紀開始在亞洲出現，直到西元十七世紀定型，它於西元六世紀由中國進入日本，七三五年到七三七年的大流行中，殺死了三分之一的日本人。第二個變種出現得更早，早在六千三百年前，這個變種從埃及來到西非，於一千四百年前完成變異，到了十三世紀又分成兩個亞型。

歐洲人的大航海分成兩支，一支西去美洲，一支南下西非，南下的這一支沿著非洲海岸建立殖民點，直到越過好望角，在這個過程中借助非洲部族之間的仇殺而進行奴隸貿易。黑人奴隸被帶到歐洲，也被帶到美洲，巴古拉就來自西非，他所攜帶的就是在西非成功演化的天花病毒的第二個強毒變種。

這個變種固然毒力大，但對於歐洲人並沒有什麼影響。因為人感染天花病毒後會終身免疫，中世紀的歐洲人基本上都是天花病毒的劫後餘生之人，因此具備了對天花病毒的免疫力。科爾蒂斯感歎阿茲特克人是世界上最漂亮的人種，原因就是和他們這幫一臉麻子的歐洲人相比，美洲居民臉上乾乾淨淨。當遭遇西非的強毒天花病毒時，歐洲人沒有什麼嚴重的反應，但對於美洲人就不一樣了。

在天花出現之前，美洲原住居民的祖先已經跨過白令海峽，從此與舊大陸相互隔絕，因此天花沒有被遠古人類帶到美洲，美洲居民也因此完全不具備對天花的免疫力。

就這樣，巴古拉從非洲帶到美洲的那株天花病毒在美洲大陸很快流行起來。

天花在特諾奇提特蘭城一共橫行了兩個月，使剛剛有了生氣的阿茲特克帝國再次陷入混亂。之前帝國廣泛徵兵，阿茲特克大軍在首都集結，整裝待發。特諾奇提特蘭驟然增加了這麼多的媒介，為天花病毒的繁殖提供了充足的人口。一場流行下來，死者以十萬計，阿茲特克的無敵雄師也喪失了進攻能力，連新任皇帝庫特拉華都死了。等到夸特莫克庫哈塔莫克（Cuahtemoc）當上皇帝後，帝國軍隊戰鬥力嚴重下降，只能自保，屬國對阿茲特克的信心重新下降了，成了「秦失其鹿，天下共逐之」的局面。

科爾蒂斯得以再次翻盤，並抓住機會聯合墨西哥谷地各部族，對特諾奇提特蘭進行圍城，直到一五二一年八月才在一片廢墟之上取得最後的勝利。他手下先後有幾千名西班牙人參戰，他們使用新式武器，但勝得如此艱難，倘若沒有天花，即便有上萬西班牙大軍，也不一定能征服如此兇悍的阿茲特克帝國，何況阿茲特克人很聰明，如果給他們時間，他們便能夠掌握新的軍事思想和技術，和歐洲人抗衡。

天花對於美洲印第安人是一個致命的打擊，他們患天花後死亡率極高，因為不知道為什麼得病，他們只好逃避，把天花帶到各個城鎮，使墨西哥谷地的印第安人城鎮像多米諾骨牌一樣在天花面前紛紛倒下。一百年間，土著居民只剩下十分之一，今天的墨西哥人百分之九十是西班牙人和土著居民的混血後代，雖然他們自認戰鬥到最後一刻的庫哈塔莫克為他們的祖先，但他們更應該算科爾蒂斯和瑪瑞亞的後代。因為瑪瑞亞曾為科爾蒂斯生下一個兒子。

西班牙人征服阿茲特克帝國後，瑪瑞亞就從歷史中消失了，不知所終。

滄海變成桑田

都說人生錯過了機會便很難成功，可是這句話放在皮薩羅和科爾蒂斯兄弟身上卻無效。錯過了兩次機會的科爾蒂斯最終成就千古名聲，而次次都沒讓機會落下的皮薩羅的運氣卻實在是糟透了。

皮薩羅隨奧赫達順利地到了巴拿馬，一下船就遇上印第安人的毒箭，奧赫達用兩塊通紅的鐵板把自己受傷的大腿烤焦才撈回了命。可是也沒有什麼雄心壯志了，留下皮薩羅帶人在巴拿馬駐守，他回伊斯班紐拉島搬救兵。船走到半路，水手叛變，又遇上風暴，在荒島上好不容易等到過路的船，帶口信給伊斯班紐拉總督，這才把他們接了回去。

皮薩羅等不到援兵，糧食越來越少，只好聽天由命，他想等人員餓死病死和讓印第安人的毒箭射死，減少到能全裝進僅有的兩艘小船時再撤，可到了那一天，兩艘船剛出海就沉了一艘，只好靠到不知名的海灣等死。幸好奧赫達的合作夥伴恩蘇索在這時帶著探險隊前來救援，於是皮薩羅跟著巴爾沃亞穿過巴拿馬，成為看到了太平洋的第一批歐洲人之一。佩德羅．阿里亞斯出任巴拿馬總督後，殺了巴爾沃亞，皮薩羅沒受到牽連，還分到一塊土地，當起了太平洋邊的田舍翁。就這樣，從伊斯班紐拉到巴拿馬，皮薩羅出生入死，結果還只是個小地主。

科爾蒂斯成功之後，受到鼓舞和刺激的美洲各地的西班牙人紛紛開始新的探險，以期找到另外一個大帝國。一五二四年，皮薩羅終於獲得了能夠獨自指揮探險的機會。他走的是巴爾沃亞的夢想之路：去南方找黃金國。

這次探險隊開到了哥倫比亞海岸的一個海灣，西班牙人將之命名為飢餓港。皮薩羅又使出他的絕技，找不到財寶也不回巴拿馬，大家一起挨餓，把隨身帶的食物吃光了以後，就捕魚摘野果充飢，眼巴巴地等著別人來救援。好不容易救援來了，本來打算繼續探險，又被食人族嚇破了膽，這才老老實實回巴拿馬。

不死心的皮薩羅於一五二六年組織了第二次南下探險，這次找到一個很大的鎮子，又差點讓印第安人全殺了，嚇得他帶人在柯克島上死等，這一次他還是跟大家一起挨餓。等新任總督派人來救他們時，所有的人都和印第安人一樣赤身裸體，食物早就沒有了，大家靠吃魚活命，而且全都得了瘧疾。

皮薩羅死活不跟著回去，帶領十三名手下留在島上繼續挨餓，餓得受不了的時候，就漂流到戈爾貢納島去當原始人。最終總督終於批准一條船去接皮薩羅，由於皮薩羅快六十歲了，總督同意如果皮薩羅還活著的話，可以使用這條船繼續探險半年。但如果逾期還不歸來的話，一定嚴懲不貸。

這一次皮薩羅趕上了好運氣，來到了印加帝國的大港通貝斯（Tumbes），那裡繁華的景象讓他們跟劉姥姥進了大觀園一樣。皮薩羅要放長線釣大魚，在通貝斯表現得非常友好，然後回到巴拿馬，再返回西班牙，面見查理五世。就在王宮裡，他和如英雄凱旋一般受歡迎的科爾蒂斯相逢，此時距兩人上次分別已經十九年了，兩人進行了多次秘密長談。

皮薩羅被國王封為騎士，並被授權進行探險。他招募了包括自己的兄弟和表兄弟在內的一百八十位精兵，於一五三〇年十二月離開巴拿馬再次踏上探險之路。他們先在熱帶進行地獄般的行軍以練兵，然後來到普納島，結果中了通貝斯人的離間計，錯殺了普納首領，陷入和普納人的游擊戰之中，等到援兵趕到才平定了普納島，這樣一來拖到一五三二年五月才重返通貝斯。

就因為出了這樣一個意外，滄海變成桑田，前度繁華無比的通貝斯已成了廢墟。西班牙人糊裡糊塗上岸，走在荒廢的街上時突然冒出無數的印第安人，不由分說就動手，西班牙人丟盔卸甲被趕到岸邊。幸虧皮薩羅的大弟弟埃爾南多情急之下催馬從船上躍下，印第安人從來沒有見過馬匹，一哄而散，沒上船的西班牙人得以保全性命。

原來過去四年半裡，印加帝國發生了翻天覆地的變化，可以算是一次改朝換代，現在已是基多王朝掌權了。這一切又是因為天花。

印加帝國的第十一位皇帝瓦伊納．卡帕克（Huayna Cápac）雄才大略，他的父親圖帕印加（Túpac Yupanqui）是新大陸原住民中最偉大的征服者，在位的二十二年間，印加帝國不僅控制了全秘魯，而且將領地擴張到了玻利維亞、阿根廷和智利，最後北進，征服了厄瓜多爾海岸和山國基多。卡帕克即位後，繼續北進的戰略，最後乾脆率大軍坐鎮基多，徹底征服厄瓜多後，開進哥倫比亞南部。印加帝國施行徹底的奴隸制，因此得以集舉國之力實行擴張戰略，北面雖然是荒野，但帝國採取邊擴張邊修路的辦法，使得被征服地區很快融入帝國。

印加帝國和墨西哥中間隔著中美洲，那裡沒有什麼先進的文明，因此印加帝國和阿茲特克帝國之間互不瞭解。但是，從北美到南美，有幾條斷斷續續的貿易通道，其中一條由墨西哥通哥倫比亞海灣，然後由陸地前往印加帝國的首都庫斯科（Cuzco），在墨西哥流行的天花正是沿著這條路傳到了印加。一路之上，沒有大的城市，加上印加帝國嚴禁人口自由流動，因此直到天花病毒傳到庫斯科後才有足夠的感染對象。此時，皮薩羅剛剛離開通貝斯，回西班牙招兵買馬去了。

印加法律要求所有的貴族加上他們的僕人都待在庫斯科，使得城市的人口相當密集。瘟疫流行起來後，鑒於帝國的法律，無人敢離開，於是天花就在庫斯科反覆流行，直到大半人口死亡，天花才消失。包括皇帝的一位姐妹同時也是他的妻子在內，一共二十萬人死於瘟疫，這二十萬人中有一大半貴族。印加的貴族都受過嚴格的軍事訓練，體質極其出色，而且長年從軍，是帝國軍隊的中堅和常備軍，靠著他們，在戰時，帝國可以很容易形成一支二十五萬到三十萬人的大軍。庫斯科的一場天花毀滅了帝國半數以上的軍事力量，幸好帝國現役軍隊的主力遠在基多。

卡帕克對庫斯科的疫情非常關注，要求隨時向他報告，印加沒有文字，皇帝瞭解各地的消息靠的是面見各地的信使，這次同樣由來自庫斯科的信使們直接向皇帝口述疫情，其中一位信使染上了天花，在面見皇帝的時候把天花傳給了皇帝，卡帕克也因此病倒，很快就去世了。

印加帝國和靠皇帝個人威信和能力建立權威的阿茲特克帝國不同，有一套完整的官僚系統，也有明確的帝位傳承規定，不會因為皇帝的意外而導致國家動盪。但是這一次卻不同，讓天花殺死的卡帕克在臨死之前做出一個決定，這個決定導致了印加帝國的滅亡。

傾國之戀

「北方有佳人，絕世而獨立。一顧傾人城，再顧傾人國。寧不知傾城與傾國？佳人難再得！」

「壯年旌旗擁萬夫」的卡帕克率領印加雄師北上厄瓜多，基多國王投降並獻上一件禮物：基多的公主塔可塔・可哥。卡帕克一見傾心，驚為天人，從此三千寵愛在一身。

塔可塔去世後，悲傷過度的卡帕克索性長住基多，十六年間很少回庫斯科。

愛屋及烏，卡帕克最為寵愛的兒子就是他和塔可塔所生的大兒子阿塔瓦帕（Atahualpa）。皇帝本人甚至親自餵養阿塔瓦帕，將他從小帶在身邊南征北戰，阿塔瓦帕因此成為非常出色的將軍，也深得軍隊的愛戴。在卡帕克心裡，希望把印加皇位傳給阿塔瓦帕，可是印加的繼承傳統不容許。

印加皇帝和古埃及法老一樣遵從純系傳承規制，而且更為嚴格。皇帝的姐妹們都會成為他的妻子，王后則必須是和皇帝同父同母年齡最長的姐妹，她和皇帝所生的兒子才有權繼承帝位。這樣的規定除了能保持血緣純潔外，也有對帝國根本上的考慮。比如如果阿塔瓦帕繼位的話，因為他母親是基多公主，雖然已死，但還有可能出現基多王國顛覆帝國的可能，因此祖先定下來鐵的規矩，不許改變。條件雖然如此苛刻，但歷代印加皇室生育能力極強，最少的也有兩百個子女，每一任帝后都有親生兒子。卡帕克和皇后也有幾個兒子，雖然王儲和卡帕克一道在基多死於天花，但二兒子華斯卡爾（Huáscar）也是卡帕克和皇后生的。

卡帕克破不了這個規矩，只能把帝位傳給華斯卡爾，但是他把基多和駐紮在這裡的帝國的精銳大軍留給了阿塔瓦帕，這就是一種很明確的暗示，如果阿塔瓦帕願意，他可以篡位。

阿塔瓦帕也是受傳統印加教育長大的，雖然父皇對自己萬分溺愛，但他壓根就不敢有篡位的念頭，印加帝國十一代的鐵血規矩，沒有人敢觸犯。匹夫無罪懷璧其罪，華斯卡爾即位成為第十二代印加皇帝後，雖然高高在上，成為太陽神的化身，但總覺得芒刺在背，阿塔瓦帕就是他的心病。

帝國規定貴族必須住在庫斯科，可是阿塔瓦帕以卡帕克遺命為理由待在基多，那支帝國主力軍也完全效忠於阿塔瓦帕，一切都讓華斯卡爾寢食不安。他先按規矩招阿塔瓦帕來庫斯科，但阿塔瓦帕根本不敢去。印加帝國對儲君的訓練很有成效，歷代帝王無一庸才，但華斯卡爾沒有受過王儲的訓練，加上本人性格殘暴，即位後因為小過錯便血洗了兩個鎮子。阿塔瓦帕據此推斷自己一到庫斯科就會沒命，死活不去。因為帝國剛剛遭遇天花重創，華斯卡爾只得忍耐。

經過幾年休養，帝國逐漸恢復過來，華斯卡爾決定對弟弟動手了。就在皮薩羅在普納島上打游擊戰的時候，阿塔瓦帕派出一隊使節到庫斯科給皇帝進貢，華斯卡爾下令當庭焚燒了阿塔瓦帕的禮物，將其中幾位使節拷打致死，剩下的穿上女人的衣服趕回去，並給他弟弟也送去一套女人衣服。

印加帝國的歷史上，從來沒有如此羞辱過別國的使節，哪怕是敵國的使節，基多人為此而憤怒。華斯卡爾以此為藉口，派華納卡・奧奎率軍進發基多，要將阿塔瓦帕或生擒或斬殺。阿塔瓦帕到了不造反是死、造反也是死的地步，只好造反。如果阿塔瓦帕被擒殺，會禍及九族，基多王室、阿塔瓦帕手下的將領們，甚至普通士兵，以及基多國民按照刑法都很有可能被屠殺，這些人也只能跟著阿塔瓦帕一起造反。

印加內戰和中國明初靖難之役非常相似，開戰之時，華斯卡爾在各方面都佔據壓倒性優勢。除了基多外，帝國的其他地方完全無條件服從印加，阿塔瓦帕能依靠的，僅僅是父親給他留下的那支精銳部隊和兩名名將：查克查馬一生不敗，奎茲奎茲臨陣應變能力超群，奉命前來平叛的奧奎和他們倆根本不是一個等量級的。

因為印加皇帝是神的化身，在帝國歷史上，從未發生軍隊違旨之事，無論有多大功勞，皇帝特使一到，唯有俯首聽命。華斯卡爾認為奧奎大軍一到，帝國主力軍會老老實實服從。可是這一次不一樣，卡帕克遺言讓查克查馬和奎茲奎茲無條件服從阿塔瓦帕，基多王國懼怕華斯卡爾的殘暴，也和阿塔瓦帕同仇敵愾。雙方相遇在圖米巴巴（Tumi Bamba），經過兩天激戰，基多軍大獲全勝，印加的軍隊徹底潰散，一共一萬六千人被殺，屍橫遍野，被俘的將軍們被酷刑處死，頭顱成為阿塔瓦帕的酒杯。

首戰告捷，只解了阿塔瓦帕的致命危機，他的處境還是很艱難，因為帝國的各個地區都反對他這個造反者，待在基多，早晚會敗於實力遠遠高於自己的華斯卡爾。於是阿塔瓦帕破釜沉舟，主動出擊，用血腥手段讓帝國各地屈服，然後兵鋒直指京都。

印加下旨，天下勤王。全帝國的男人放下手中的農活，從四面八方趕到庫斯科，很快在首都周圍集結了一支印加歷史上最龐大的部隊和阿塔帕瓦在科塔帕馬河會戰，第一天印加軍大獲全勝，在就要全殲敵軍時，皇帝突然下令收軍。因為晚上不作戰，是印加人的傳統。

查克查馬（Chalcuchímac）和奎茲奎茲（Quizquiz）整頓殘軍，連夜埋伏在敵軍前進的必經之路。次日誘騙印加軍毫無防備前來，生擒華斯卡爾。然後突然襲擊，印加數十萬大軍煙消雲散。科塔帕馬河之戰，雙方估計有十五萬人死亡，稱得上是美洲歷史上死亡人數最多的一次戰役。

基多軍兵臨庫斯科城下，由於皇帝被擒，庫斯科只能投誠，查克查馬和奎茲奎茲請阿塔瓦帕入城。

但是，阿塔瓦帕還是不敢進庫斯科。

往事如花

在印加歷史上，破壞嫡長子即位的例子還有一例。

印加帝國起源於庫斯科谷地，所以始終以庫斯科為首都，從第五代印加玉潘維開始走出庫斯科谷地，到第八代皇帝維拉科嘉（Viracocha）時，領土迅速擴張，引起其他王國的警惕，敵人從南北兩個方向來攻。尤其是北邊打來的昌卡人，勢不可擋直取庫斯科。

年邁的維拉科嘉鬥志全無，帶著王儲烏爾科倉皇逃出庫斯科。在亡國滅種之際，印加貴族要求維拉科嘉的另外一個兒子玉潘維帶大家禦敵。印加軍背水一戰。玉潘維身先士卒，率人直入敵人中軍，一舉奪下敵方的神像。昌卡軍心渙散，很快潰不成軍。戰後，玉潘維下令用敵人的屍骨在庫斯科建造景觀和人皮大鼓，讓每個來庫斯科的人都能感受到印加王國的武威。

這樣一來玉潘維功高震主，維拉科嘉便讓烏爾科回庫斯科殺死玉潘維。得民心的玉潘維沒有那麼傻，烏爾科不僅沒有殺死弟弟，反而被弟弟所殺，印加貴族強迫維拉科嘉遜位，擁立玉潘維成為第九代皇帝，改名為帕查庫提（Pachacuti），一個強大的帝國誕生了。帕查庫提下令重建庫斯科，他的做法是先將庫斯科夷為平地，然後徵來三萬人在廢墟上建造一座新城，讓庫斯科成為一個宏偉的城市。正因為自己是貴族們擁立的，帕查庫提對貴族們很有戒心，不許他們私自離開庫斯科。印加的貴族一部分是歷代皇帝的子孫後代，另外一部分是被兼併的王國的貴族，他們和印加貴族通婚，成為印加王室的一部分。

華斯卡爾被擒後，庫斯科城中的貴族沒有一個逃跑的，因為沒人敢違法逃跑。阿塔瓦帕並沒有進城，而是給查克查馬和奎茲奎茲下了大屠殺令：先殺華斯卡爾的親信，再殺叔叔、堂兄弟和侄子們，最後殺自己的兄弟，總之要把任何有權繼承印加皇位的人統統殺死。

印加帝國對於貴族沒有誅九族一說，因為大家都是一家人。一人獲罪，只有他的父母兒女子孫加上這些人的奴僕會受牽連。大屠殺結束後，查克查馬和奎茲奎茲又當著華斯卡爾的面把他的妻子也是他和阿塔瓦帕的姐妹和他的孩子們一個一個地殺死，只留下他和皇后，等阿塔瓦帕到來後親自行刑。印加王室除了阿塔瓦帕和他同父同母的弟弟華拉帕外，只剩下逃跑的王子曼科（Manco Capac）。

印加帝國和阿茲特克帝國不一樣，它不是亡於西班牙人之手，而是亡於天花和阿塔瓦帕這個自己滅自己家族的喪心病狂的人手裡。

這時皮薩羅又回來了，恰好打上替天行道的旗號。他採取擒賊先擒王的辦法，拿下阿塔瓦帕，基多的雄師就成了綿羊，印加各地本來就恨阿塔瓦帕，皮薩羅並不用像科爾蒂斯那麼費勁便征服了印加。

在歐洲人到來之時，美洲有強大的帝國和自己的文明。美洲的印第安人雖然處於石器時代，但他們非常聰明好學，在和西班牙人的作戰中，很快學會了使用火器，但由於天花的流行，加上阿塔瓦帕的殘暴殺戮，印加固有的社會被破壞，使得他們沒有翻盤的機會。如果沒有天花，歐洲人是不可能征服這兩大帝國的。

天花也導致美洲大陸的古典文明被徹底地毀滅，世界從多元化走向一元化。

皮薩羅在秘魯發現了薯類這種高產作物，將其引入舊大陸，緩解了人口的壓力。由於這些高產作物的引進，中國的人口從明朝開始突破原有的土地承受極限，在清朝的統治穩定後，人口從低谷回升，然後持續增長。人多好辦事，但是人太多並不是好事，過多的人口造成很大壓力。幾千年來一直追求人多的中國統治者到了康熙到乾隆的時候第一次產生對人多的擔憂，統治者感覺到了人口對土地的壓力，也預見到環境崩潰的危機。

但康熙更為擔憂麻子，擔心天花會動搖愛新覺羅家族的帝業。

想到這一點，康熙急切地希望有一種能夠讓人不得天花的辦法。

這個辦法真的存在嗎？

種痘之法，細加研究

按照《史記》上的說法，漢天子看著古時的地圖，把位於新疆和青海的那片山稱為昆侖山。

大約在西元九五〇年，昆侖山有一個不知道叫什麼名字的人，很可能是個女人，嘗試了一種對付天花的方法，就是從天花病人的痘泡中刮下一些，放到健康人的鼻腔中，這位健康人會得一次較為溫和的天花，從此再也不會被天花感染，這種方法後來被叫作「種痘」。

現在無法知道種痘法是在西元十世紀發明的，還是此前作為密術已經在民間流傳，唯一可以證明的是，種痘之術並非像嘉里遜所說的從印度傳來，而是由中國人發明的。

這個方法從本質上看，走的是傳統的以毒攻毒的路子，和葛洪記載的治療狂犬病的法子十分相似。發明者是根據得過天花者不會再得這個非常普遍的現象，總結出如果能夠控制天花發作的程度、讓被接種人得一次對生命無大礙的天花的話，就可以使其終生免受天花的威脅。這個思路非常樸素，可是如何減毒不是一朝一夕能弄清的事，肯定有不少人會因此喪命。現代免疫學同樣是根據種痘後不得天花的事實而發展起來的。

自古以來，在世界各個地方，都採取以毒攻毒的辦法對抗傳染病，也頗有一些效果。比如有些地方用爛泥治療感染，這是因為爛泥裡面有細菌，會釋放抗生素，偶爾也能見效。美國南北戰爭時期對付傷口感染的辦法是讓蛆把傷口的腐肉吃掉。這些辦法雖然思路正確，但由於不是採取現代科學的辦法，只能偶爾成功。就拿用蛆防傷口感染來說，只能起到很有限的效果，南北戰爭期間傷口感染的死亡率還是高達百分之八十。在這些傳統的以毒攻毒的辦法中，種痘是最出色也是最有效的一種，因為它是預防的辦法而不是治療的方子。

但種痘之法於北宋驟然一現，然後就消失了，直到明朝隆慶年間再現於安徽，經過五百多年，種痘之法已經從旱苗法改善為更安全的水苗法，但還是沒有引起較大的關注，只是在民間流傳。在此之後不久問世的中藥學巨著《本草綱目》中並沒有記載種痘之法，但記載了另外一種辦法：吃四十九個白色的牛蝨子。

在此之後種痘之法再一次消失在民間。直到康熙下旨尋求對抗天花之法，從中醫書籍和民間搜集各種對付天花的辦法，其中既包括《本草綱目》裡的牛蝨子法，也包括了種痘。這一次不是為了再出一本《本草綱目》這類的集大成中醫書籍，而是為了給皇子種痘，所以太醫院要對每個方子進行驗證。經過嚴格的驗證，牛蝨子等方子統統無效，只有種痘之法有效。

但是，在驗證中發現種痘之法太過兇險，普通人可以冒這個風險，可是皇子不成。皇上下令對種痘之法進行改進，務必萬無一失。雖然對於民間來說，達到這一點很難，可是對於宮廷來說，完全有這個能力。經過大量的研究實驗，種痘之法在康熙年間就達到了可以為皇子接種的水準，了卻了康熙的一個心病。到乾隆年間，種痘之法更為成熟。一七五二年，太醫院編纂大型醫學叢書《醫宗金鑒》中專列《幼科種痘心法要旨》一卷：「今將種痘一法，細加研究，審度精詳，纂集成書，永垂千古。」

至此，人痘接種共四法，一曰「痘衣法」，把得天花的人的內衣給被接種者穿上，這是借助天花病毒極高的傳染力，而這樣感染的病毒的毒力比較弱的原理。二曰「痘漿法」，採集天花患者身上膿瘡的漿，用棉花沾上一點，然後塞進被接種者的鼻孔。三曰「旱苗法」，把天花患者脫落的痘痂，研磨成粉末，再用銀製細管吹入被接種者的鼻孔。四曰「水苗法」，把痘痂研成粉末，然後加水，用棉包起來塞進鼻子。這四法中，水苗法相對更平和、安全，成為最有效的一種，關鍵在於選苗，要將毒力強的生苗處理成為毒力弱的熟苗，達到既有效又安全的效果。

有清一代，宮內種痘做到了萬無一失，有關種痘的內容成了中醫中內容最浩繁的一門學問。

種痘之法在當時是傳染病防治的世界領先水準，邁出了人類征服傳染病的一大步，可惜這一大步僅限於清宮之內，沒有在任何範圍內推廣，正因為這個原因，中華文明一次飛躍良機白白地流失了。不管康熙皇帝多麼雄才大略，在骨子裡還是脫不開中國歷代皇帝的小思維。

康熙如果在全國推廣種痘，是有可能發現牛痘的，那樣的話中國就會像一九一一年戰勝東三省大鼠疫一樣，掀起科學的熱潮，通過科技的發展帶動整體的發展，即便不能成為英法，也當比肩俄日。

可惜康熙在鏡子中只看到他那個家天下，而不是民之社稷。

而西方文明的飛躍，在很大程度上是因為他們從清廷偷走了種痘之法。

從一個皇宮到另外一個皇宮

紙裡包不住火，清宮研製出種痘之法的消息漸漸被在京的洋人獲悉。種痘之法雖然是清宮絕密，但架不住有錢能使鬼推磨，到了十七世紀末，俄國人在北京學到了種痘之法，並很快將之傳到土耳其。一七〇六年法國耶穌會傳教士殷宏緒，靠送禮從御醫那裡搞到了三個人痘接種的處方，開始向西方介紹種痘之法。

但種痘之法在歐洲並沒有推廣成功，無論是王室貴族還是平民百姓，沒有多少人願意種痘。因為種痘之法這種東方的宮廷秘術有它的致命缺陷。一是危險不小，不管怎麼說也是活病毒感染，控制不好就是一場天花流行。二是種痘之法看起來簡單，可選苗很關鍵，選苗花費巨大，得有王室的財力。

一五六二年，英國二十九歲的伊莉莎白女王得天花了。當時英國醫生治天花最常用的辦法是給病人吃能嘔吐的藥，讓其把病給吐出來。這類藥成本很低，因此很受下層群眾的歡迎。有錢的人可以喝專門治天花的藥湯，就是咱們現在喝的奶昔的原型，主要成分是肥皂和絞碎的海綿，起作用的是兩味藥，一是馬糞，二是耗子鬍子。馬糞是大眾藥物，耗子鬍子就比較珍貴了，因此只有中產階級以上者才能承受得起。

伊莉莎白女王喝了幾杯加了超量的耗子鬍子的特效藥，吐得沒完沒了，可還是燒得厲害。御醫們只好採取熱療法，試圖將天花從女王身體裡趕出去。這種方法是用紅地毯將病人裹起來，放在壁爐邊上烤，什麼時候病好了，什麼時候結束。醫生們用英國最好的紅地毯把伊莉莎白裹嚴了，搬到宮裡最大的壁爐旁邊，把壁爐點燃，不停地填柴。沒多久女王就糊塗了，再醒過來病就好了，可後遺症就是一臉大麻子和禿瓢，從此一直戴著假髮，臉上抹著厚厚的白粉。

過了一百三十二年，一六九四年，倫敦又流行天花。耶誕節前五天，瑪麗二世女王開始發燒，耗子鬍子之類的藥喝下去一點作用都沒有。瑪麗女王知道凶多吉少，不願意感染別人，把宮裡沒得過天花的人全趕出去，把自己鎖在寢宮裡，前半夜給丈夫兼表哥寫了一封情意綿綿的信，後半夜把日記和私人信件全燒了，然後等死。

三天後，女王出了一身的疹子，侍從立即把全體御醫都找了來，一共九名。這幫人來到女王床前會診，得出了結論：陛下要是運氣好的話，得的是麻疹。如果運氣不好那就是天花。現在只有等待。

等了一天就有結果了，是天花。她丈夫威廉小時候得過天花，有免疫力，便在老婆床邊支張床，下令全國為女王祈禱，可是十二月二十八日午夜，瑪麗二世還是死於天花。

這時另外一位年方五歲的瑪麗正在父親的城堡裡無憂無慮地玩笑著，京斯敦赫爾公爵的這個女兒從小就是個美人胚子，長大後婚姻也很美滿，成為蒙太古夫人，被稱為英國最美的婦人之一。可是一七一四年流行的一場天花不僅奪去了她弟弟的生命，還奪去了她美麗的容顏，她的臉上不僅有麻子，連眉毛都沒有了。

一五八〇年，亨利・西德尼爵士從外地辦完事回到倫敦的家中，見到的景象讓他大吃一驚，他美麗的妻子已經被天花變成了魔鬼。由於痛恨自己的模樣，這位也叫瑪麗的貴夫人打碎了家中所有的鏡子，在一間黑屋中度過餘生。

但是瑪麗・蒙太古（Mary Montagu）沒有像那位叫瑪麗的貴族前輩那樣把自己關在黑屋裡，滿臉的麻子並沒有摧毀她的自信，她依舊結交許許多多的朋友，依舊到處旅行，對一切都表現出極大的興趣。一七一七年，瑪麗跟隨擔任駐土耳其大使的丈夫，從英國到土耳其赴任，發現天花在這裡幾乎是無害的，十五六歲的孩子會聚在一起，老婦人們用一根長針把孩子們上臂的皮膚劃破，為他們接種針尖那麼多的天花種子，然後把傷口封好。土耳其人將塞鼻的方法改良為劃破手臂接種，提高了接種的成功率，也減少了傳染的風險。

一直為年幼的兒子擔心的蒙太古夫人對這個發現非常感興趣，一七一八年，在沒告訴丈夫的情況下，她找來一個會接種的老婦人，在使館醫生麥特蘭的觀察下，為六歲的兒子進行接種。

一週之後，蒙太古一家正在祥和的氣氛中晚餐，蒙太古夫人輕輕地放下刀叉，款款地對丈夫說：「親愛的，有一件事要告訴你，上週麥特蘭醫生為兒子接種了減毒的天花，這是從東方傳到這裡的。」說到這裡，才發現丈夫已經嚇暈過去了。

一七二〇年蒙太古一家返回倫敦，第二年天花又在倫敦流行起來，每週都有數百人死亡。蒙太古夫人已經三歲的女兒也叫瑪麗。看著女兒那無瑕的臉蛋，蒙太古夫人擔心她可能會遭遇和自己一樣的不幸，便決定為小瑪麗進行接種。麥特蘭醫生已經掌握了接種的辦法，小瑪麗接種後沒有任何副作用，這個消息被報紙登載了，頃刻之間倫敦的大街小巷議論的全是蒙太古家的接種。

蒙太古夫人成為名人，在每一個場合都不厭其煩地勸說人們應該接種人痘。一天，威爾斯王妃、未來的英國王后卡洛琳公主把她請到宮中，詳細地詢問了接種的細節。卡洛琳公主有兩名年幼的女兒，其中一個幾乎讓天花奪去了生命。雖然蒙太古夫人所說的人痘接種聽起來是一個很有效的對抗天花的辦法，但卡洛琳公主和康熙皇帝一樣，不能冒任何風險，加上專業人士對接種的反對意見相對大，皇家的御醫們都持反對態度。雙方各執一詞，卡洛琳公主便下令醫生們先進行試驗，看看效果如何。

一七二一年夏天，麥特蘭醫生和御醫們來到倫敦監獄，當年，許許多多的罪行，比如盜竊，都要被判死刑。因此監獄裡面關押著數不清的死刑犯。醫生們從死刑犯中挑出從來沒有得過天花的六個人，三男三女，向他們開出一個無法拒絕的條件：如果接種人痘的話，就可以免死。如果接種後活下來的話，就可以被釋放。這六名死囚全部接受了這個條件。在御醫的觀察下，麥特蘭醫生給他們進行了接種，這六個人都沒有死，並重新獲得了自由。

接種的安全性問題解決了，接下來，醫生們要試驗接種的可靠性。他們命令其中一位名叫伊莉莎白・哈里森的女囚，去照顧一名得了天花的十歲小女孩。接下來的六週裡，伊莉莎白和這位小姑娘生活在一起。小姑娘不停地咳嗽，吐得到處都是，甚至吐到伊莉莎白的臉上，但伊莉莎白沒有染上天花。

卡洛琳公主對倫敦監獄的試驗結果並不完全滿意，因為試驗是在成人身上，她又下令去孤兒院試驗，證明人痘接種對兒童絕對安全。

御醫們奉命來到倫敦一所孤兒院，找了那裡十一名沒有得過天花的孤兒。這一次沒有問孩子們願意不願意，因為沒有必要。十一名孩子接種後沒有發生任何意外，卡洛琳公主終於首肯了，小公主們接種後一切正常，人痘接種就這樣從中國的皇宮來到英國的皇宮。宮中接種成功後，倫敦所有的貴族爭先恐後地效仿最新的「皇家風尚」。

值得慶幸的是，通過這一系列實驗，卡洛琳公主瞭解了英國的悲慘世界，從此關心起囚犯的待遇。

儘管有了皇家的背書，蒙太古夫人還有很多敵人，英國的大多數人依舊對接種持反對態度。因為接種的人會得一次溫和的天花，會有可能把天花傳播開。教會反對人痘接種，是因為他們認為疾病是上帝警告世人，提醒他們信奉上帝的，如果採取人為的手段預防疾病，就是違反上帝的意願。牧師們強調，是上帝在用天花來考驗我們的耐心。從這個角度說，人們不應該抗拒疾病，而是應該完全聽從上帝的安排。

但是蒙太古夫人不是一個輕易服軟的人，也不是一個會輕易被嚇倒的人，考慮到她娘家和夫家在英國顯赫的身世，以及她和王室的交情，她更不是一個可以隨便欺負的人，反對的聲浪只能激發她的鬥志。她在報社寫文章，走訪接種的人，鼓勵更多的醫生進行接種。到了一七二三年，人痘接種開始被更多的英國人接受，也開始被歐洲其他國家的人所效仿。

一七七四年五月，法國國王路易十五得天花而死。一個月後，新君路易十六趕緊接種了人痘。這樣一來，法國人開始接受人痘接種術。法國哲學家伏爾泰曾感慨地說：「從這時候起，英國至少有一萬萬個家庭的兒童，會因為國王和蒙太古夫人而得救，女孩子也因為有國王和蒙太古夫人而保持了她們的美貌。」

百分之二的風險

「如果有人問：一個人為什麼必須要做好事？我的回答是：這個問題就不像是好人提的。」說這句話的人是北美殖民時代波士頓的一位牧師，叫科頓・馬瑟（Cotton Mather）。

一七二一年，天花已經有十九年沒有在北美的波士頓出現了，直到兩艘來自西印度群島的船靠岸後，天花便很快在波士頓城裡流行起來。

科頓・馬瑟是波士頓的一位清教徒牧師，十九年前天花光臨波士頓時，他不幸染病，但活了下來。這次流行一開始，他就向城裡的醫生建議給民眾接種天花。因為十五年前，他買下的一名黑人奴隸讓馬瑟瞭解到這種預防天花的辦法。

一七二一年波士頓有一萬一千人，其中能被稱為醫生的只有十個。他們中大部分對馬瑟的呼籲毫不理睬，和大多數波士頓人一樣，醫生們也認為天花是上帝的意願，同時也怕承擔因此傳播天花病毒的風險。只有一名叫波義耳斯頓的醫生接受了勸告。

一七二一年六月二十一日，他給自己的兒子和兩名奴隸進行了接種。消息傳開後，波士頓人憤怒了，威脅要吊死波義耳斯頓，嚇得他把自己關在家裡兩個星期，連馬瑟家的玻璃也被打得粉碎。

天花在波士頓繼續流行，並蔓延到哈佛大學所在地劍橋鎮。馬瑟的兒子薩姆正在哈佛大學讀書，目睹同學死於天花後，薩姆害怕得要死，跑回家要求父親為他接種。對於四面楚歌的馬瑟來說，這是一個艱難的選擇。如果他不讓薩姆接種，天花有可能奪去兒子的生命。但如果接種失敗了，不僅自己，連教會都會受到連累。

父子親情最終獲勝，馬瑟於是請波義耳斯頓在非常保密的情況下為薩姆接種，薩姆沒有被感染。但是波士頓已經讓天花折磨得只剩下葬禮生意最紅火。一週之內，馬瑟所在教區的天花病人人數從兩百零二人增加到三百二十二人。到了秋天，波士頓人已經顧不上上帝了，願意嘗試任何一種對抗天花的辦法。到一七二二年一月天花消失為止，波士頓一萬一千人中，五千八百人患天花，八百四十四人死亡，死亡率為百分之十五。而進行人痘接種的兩百八十人中，只有六個人死亡，剛剛超過百分之二。

從一七三〇年開始，人痘接種術被介紹到費城，班傑明・富蘭克林讓費城成為人痘接種的中心，然後將該方法傳到紐約、南卡第查爾斯頓。到了十八世紀中葉，在北美，這種方法已經被普遍接受，成為天花的主要預防手段。

通過不懈努力，人痘接種在更多地區流行開了。但是經過一段時間的觀察發現，這種方法並非百分之百安全。從一七二一年到一七三二年，英國一共四百七十四人接種人痘，九人死亡，死亡率為百分之二，這和一七二一年波士頓接種的結果是一致的。這和痘苗本身及醫生的技術都有關係。此外接種人痘等於人為地使人感染天花，在接種之後一週內必須嚴格隔離病人。要是隔離不嚴格，有可能會人為地造成天花流行。

到了十八世紀四〇年代，人痘接種成為一門很不錯的職業。一位叫丁穆斯戴爾的醫生因為給俄國女沙皇凱撒琳接種成功而獲得貴族稱號以及大量的珠寶賞賜。他的手下蘇頓父子按每人次二十五英鎊的價格五年內接種了兩千五百人。按今天的購買力估算，二十五英鎊相當於三千美元。在英國，只有很少一部分人能承受這筆費用。在北美也一樣，人痘接種是有錢人的救命方法，窮人連想都不要想，只能在天花流行時碰那三分之二的運氣。

人們急需一種更安全、更便宜、更可靠的對抗天花的辦法，這個方法被英國的一位鄉村醫生愛德華・琴納（**Edward Jenner**）找到了。沒有他，也許今天我們之中一半的人都不會存在。

鄉村郎中

一七四九年五月十七日，一個平凡的男孩在西英格蘭的鄉村裡出生了。這個叫愛德華的男孩是牧師琴納家九個孩子中的第八個，年老的雙親在他五歲時相繼去世，長兄斯蒂芬接管了父親的教堂，當上了牧師，並承擔起撫育弟妹的責任。愛德華七歲的時候，斯蒂芬把他送進一所私立學校，讓他學習希臘文和拉丁文。琴納家境只是溫飽水準，沒有顯赫的社會地位，要是拿不到大學的獎學金就沒有錢上大學，但斯蒂芬還是希望弟弟跟父親和自己一樣接受一點正規教育。七年後愛德華十四歲時，他被送到附近農村的郎中丹尼爾・魯德勞處學藝。

這個手藝就是給人看病，斯蒂芬認為弟弟可以靠這個謀生。和其他行業的學徒一樣，年輕的愛德華和師傅住在一起，讀師傅的醫書，看師傅怎麼治病。英國的郎中很像中國的中醫，不必經過任何考試，是靠經驗診斷的，他們也不稱自己是醫生（Doctor）而稱先生（Mister），收費也比醫生低得多。

畢業於牛津劍橋的紳士們認為，只有他們才有資格被稱為醫生，而琴納這種沒有機會或者沒有財力進牛津或者劍橋的行醫者只能被稱為郎中（Surgeon）。「Surgeon」現在指外科醫生，在當時卻專指那些沒有牛津或劍橋學位的醫師。今天的外科醫生和當年的郎中們確實有著共同的特點，就是都使用刀子。現在外科醫生使用的柳葉刀，在理髮店中偶爾也能見到，其實醫生的手術刀正是源於英國的剃頭刀。

舊時歐洲，上等人是絕不會靠手藝謀生的，所謂君子動口小人動手。醫生是君子之一，他們從來不接觸病人，只是問問症狀，看看尿樣並聞一聞，然後給病人開藥。至於開刀手術這類屬於手藝的活，就留給郎中們去做。正牌的醫生不屑動手，給病人開刀縫合的活得另有人幹。當年最善於動刀的就是理髮師，於是很多理髮師還是兼職郎中，雖然有些轉型成為專職郎中，但是在正牌醫生和上流社會眼中，他們仍只是下等的工匠。

不僅社會地位很低，而且當學徒還要花錢。琴納的學徒生活是這樣的：每天早上騎上馬，跟著師傅到各個固定的醫療點巡迴，發放師傅自製的藥，如果需要的話，接骨拔牙什麼都幹。由於當時沒有止痛藥，在師傅給病人開刀時，年輕的琴納必須使出全身力氣按住疼得滿地打滾的病人。如果一個人按不住的話，就到田裡找人幫忙。和李時珍一樣，琴納的學醫過程非常艱難，但同時也靠經驗和直覺不斷積累著醫學知識。

又過了七年，二十一歲的琴納出師了。一般來說，他應該獨自開業，作為一名鄉村郎中度過餘生。但是琴納非常喜歡這份職業，希望成為英國最好的郎中。師傅對他的想法很支持，幫他到倫敦的一位郎中約翰．亨特（John Hunter）處繼續深造，斯蒂芬同意支付弟弟所需的全部費用。

從英國皇家陸軍退休的亨特是英國最好的郎中，退休以後在家教三兩個學生，剛剛出版了牙科學的開山著作《人類牙齒的自然史》（*The Natural History of Human Teeth*），正在寫一本治療槍傷的書。亨特有一個私人博物館，收集了大量動物和人體標本，其中最著名的是一具身高兩米多、被稱為「愛爾蘭巨人」的人體骨骼標本。這個人叫查理斯．歐布萊恩，在他去世很多年以前，亨特就買下了他的骨骼。這個人體標本直到今天還保存在倫敦皇家外科學院的亨特博物館中。從他開始，郎中便可以被翻譯為外科醫生了。

和很多有能耐的人一樣，亨特的脾氣很不好，但他和琴納一見如故，兩個人相處得極其融洽。每天，亨特帶學生們到聖喬治醫院，讓他們接觸各種病人。十八世紀倫敦的醫院是非常糟糕的，四五個病人擠在一張床上，房間裡難聞的氣味讓人作嘔。

亨特還把學生們送到弟弟威廉開設的一個小的醫學校學習。學生們在這裡學習接生、研究化合物成分，最重要的是解剖屍體。因為主流思想認為人是上帝創造的，所以法律禁止解剖屍體，只有死刑犯的屍體才可以被解剖，因此屍體永遠不夠，和其他醫學院的教授一樣，威廉只能雇人去盜墓。

亨特除了教給學生們技術外，最重要的是給他們灌輸了解決問題的概念，直到許多年以後，當琴納因為某個醫學難題百思不得其解，寫信向老師求教時，亨特在回信中還是這樣當頭棒喝：「想什麼？為什麼不去做試驗？」

亨特從來沒有告訴過學生應該做什麼試驗，而只是不停地強調讓事實說話的道理。他告訴學生們，不要企圖用主觀思維去改變事實，而要用事實改變自己的思維，去解釋事實，當理解了疾病的事實後，就可以治病了。師從亨特，琴納建立了他的科學觀，這是他成功的關鍵。

三年的學習結束了，亨特希望琴納留在倫敦做自己的合夥人，琴納謝絕了老師的好意，回到家鄉伯克利，成為一名年輕的鄉村郎中。和師傅魯德勞一樣，他也是風雨無阻地出診，隨叫隨到。有一次在風雨中騎馬到十英里外出診，幾乎凍死在路上。到了病人家中後，病人家屬先用火和熱湯把他救過來後，才能看病。

琴納的醫德讓他在家鄉很受人擁戴，平和的性格也使他結交了很多朋友。空閒時，他和好友、也是郎中的愛德華・蓋納一起騎馬到山上看日落，然後到音樂俱樂部去拉小提琴、吹長笛。每個月他們會聚餐一次，開一瓶紅酒，談談自己的病例。

一七七八年的一天，琴納和蓋納又一起共進晚餐，這次紅酒還沒開塞，兩個人便口若懸河地討論了起來，因為有一個話題是非談不可的。

十年，整整十年，斑點魔鬼在消失了十年後，重現伯克利。

琴納不僅在當時不知道天花是什麼原因造成的，實際上他到死也不知道天花的病因。當時歐洲對天花的病因有兩種解釋，一是由臭氣引起的，二是像中醫說的，是胎毒。對抗天花，當時的辦法是人痘接種術。

別的醫生和郎中開始給付得起鉅款的人接種人痘，可是琴納做不到，並非他不會這門技術，而是他對人痘接種有心理障礙。他八歲時大哥送他去接種人痘，因為接種後要隔離，因此他在接種站住了一週，在接種站的一週裡究竟發生了什麼，琴納從未對人提起。但可以相信，那是一次接近死神的恐怖經歷，讓他對此事產生了嚴重的心理障礙。

於是琴納開始思考，有沒有更安全、更容易、不用隔離的接種辦法呢？

用十年寂寞換一夜星光燦爛

琴納就此和恩師亨特書信往來討論他的想法，亨特在回信中依舊要他做試驗，動手解決問題，但是琴納卻無從下手，只好去搜尋記憶中關於牛痘的種種片段。

跟魯德勞學徒時，有一次琴納隨師傅出診來到一家農場，遇見了一位漂亮的擠奶女工，青澀少年愛德華和漂亮的姑娘聊了起來，聊著聊著就聊到天花上。姑娘說自己一點都不害怕天花：「我不會得天花，因為我得過牛痘了。」牛痘是牛的一種不十分嚴重的疾病，只存在於英倫三島和西歐，琴納早就在哥哥家的奶牛身上見過，發病症狀是母牛的乳房部位出現局部潰瘍，產奶量減少，其他一切正常，一週後症狀消失。

在農場，琴納總能聽到擠奶女工的歌聲，「我的臉龐是我的財富」。當時的英國，擠奶女工的地位如同今日的模特，往往能夠嫁個家境非常好的人家，就是因為她們擁有無瑕的皮膚，永遠不會出現因天花留下的麻點。

琴納曾經把這些發現告訴師傅魯德勞，師傅的回答是，這是擠奶女孩的迷信。幾年後，在亨特那裡學習時，他又和亨特提起，亨特也認為這是迷信。於是這個發現就擱置在琴納的記憶深處了。

十年過去了，這個發現從琴納記憶的某個地方浮現出來，他開始並認為這是現實，於是開始走訪十年前的那些擠奶女工，發現儘管周圍的人相繼被天花奪去生命，但得過牛痘的擠奶女工很少有人得天花。

牛痘是不是能夠用來代替危險的人痘接種呢？

他在擠奶女工中進行調查，發現給患牛痘的奶牛擠奶時，如果女工皮膚上有傷口，就很容易感染牛痘，皮膚上出現丘疹，慢慢發展成水泡、膿泡，還會出現一些其他的症狀，如發熱、發炎。症狀在第六天消失，大約三至四週痊癒，此外沒有別的不良反應，更不會丟掉性命。

直到今天，牛痘的出現和消失還是個謎。它總是突然出現，感染這個地區的每一頭牛，然後突然消失，幾年後再突然出現。琴納向同行求助，但是每個人都對他用動物病來預防人類病的想法感到不可思議，大家認為人和動物之間有一個不可侵犯的界限，這麼想絕對是腦子進水了，因此他只能孤身一人繼續研究下去。

下一步，就該用亨特老師教的試驗法來證明事實了。

他說服了一些得過牛痘的擠奶女工參與試驗，給她們接種從天花病人身上採取的樣品，結果沒有出現任何症狀。為了讓實驗結果更加可靠，他再次給她們接種人痘，還是沒有出現天花症狀。但是當他給另外一組得過牛痘的擠奶女工接種人痘時，有人出現了天花症狀。他又聽說有的得過牛痘的擠奶女工也會患上天花。這是為什麼？

面對矛盾的實驗結果，琴納百思不解，他利用一切機會向其他醫生和郎中們請教，大家被他騷擾得忍無可忍，威脅說如果他再提牛痘的話就將他從聚會中驅除出去，琴納只得閉口。最後，無比孤獨而又不捨放棄的琴納繼續觀察，不斷問自己：為什麼牛痘對有的人有效，對有的人無效？

就這樣又過去了十年，對琴納來說，那是非常非常寂寞的十年。

一七八八年，三十九歲的琴納迎娶地主的女兒卡瑟琳·金斯柯特為妻，四年後他獲得蘇格蘭聖安德魯斯大學的醫學博士學位，終於可以被稱作醫生了。獲得這所大學的學位只需要送上一筆現金作為禮物，外加兩名醫生的推薦信，表明他們瞭解申請人，證明申請人完整地聽了醫學幾個分支的講座，純屬野雞學位。如果琴納能料到十幾年後全世界所有的大學會爭先恐後把博士學位捧給他的話，他絕對不會去申請這個學位。

閒置時間裡作為愛好，他研究鳥的習性，並製成標本送給亨特，兩個人始終保持著深厚的友誼。亨特患有心絞痛，於是琴納開始研究這種病，解剖了兩名死於心絞痛病人的屍體，得出的結論是食物中的脂肪會造成心絞痛。因為怕亨特緊張，他並沒有告訴老師他的發現。一七九三年，亨特死於心絞痛。就在這一年，琴納終於想通了。

亨特不停地讓他做試驗，十幾年了，琴納做了試驗，得到了事實，可是他就是弄不明白為什麼接種牛痘的效果會因人而異。這一年牛痘又出現了，琴納家養著一頭奶牛，為家人提供牛奶。現在，這頭牛也得了牛痘。

一七九三年的一個夜晚，琴納清理完穀倉，坐在一個木樁上，打算歇息一下再上床睡覺。四周的一切都那麼平靜，只有母牛懶散的喘氣聲。

琴納無目的地坐在那裡，放鬆身心享受那一刻的寧靜，突然，那個困擾他十幾年的答案就在這一刻出現了：如果感染早期牛痘，病毒本身不強，便不能夠抵抗天花。如果感染晚期牛痘，病毒已經被牛的免疫系統弱化了，同樣不能抵抗天花。只有感染牛身上處於繁殖最高峰的牛痘，才能徹底抵抗天花。

儘管當時琴納和世界上所有的人一樣不知道病毒為何物，但是他在那晚所總結出的結論是正確的。

一七九三年的那一夜，是人類歷史上星光最為燦爛的一個夜晚。

世界的免疫員

為了驗證自己的答案，琴納還得按亨特教導的那樣去做試驗。可是就在他準備驗證的時候，一七九三年秋天，牛痘又突然消失了。

琴納知道牛痘早晚會回來，在等待中，他開始設計試驗。牛痘一旦出現，幾乎所有的牛都會被感染，雖然這個時候選擇處於繁殖高峰的牛痘沒有問題。但是，牛痘還是會消失的，應該如何保存毒株呢？也就是說在沒有牛患牛痘時，如何預防天花？

他決定用從手臂到手臂的方法，當一個人手臂上長出牛痘後，從中取樣接種到另外一個人的手臂上，也就是將從牛到人的接種途徑變成從人到人。這種辦法借用了人痘接種的方式，只不過用的不是人痘而是牛痘。一切就緒，牛痘也如預料的一樣於三年後再度出現，琴納焦急地等待著機會。

一七九六年五月十四日，他看到十九歲擠奶姑娘薩拉・內爾姆斯（Sarah Nelmes）手上長出了大大的膿包。這個偉大的機會，琴納已經等待了將近三十年。

琴納早就準備好了一切，包括被接種的人。琴納在筆記中是這樣寫的：「材料來自一位被主人的奶牛感染的擠奶女工手上的包中，於一七九六年五月十四日在男孩的手臂上接種兩次，各有半英寸長。」

事後，在給好友蓋納的信中，他提到男孩的姓名：詹姆斯・菲普斯（James Phipps），一名在他們家打零工的夫婦的兒子。詹姆斯・菲普斯和薩拉・內爾姆斯的名字因此被永遠地印在歷史書上，包括感染薩拉的牛也名垂千古，牠的皮現在還保存在聖喬治醫院的圖書館內。

薩拉是供方，沒有什麼問題。作為受方的詹姆斯願意名留青史嗎？或者說是他媽媽同意讓他做琴納的試驗品嗎？

西方的科學家們並沒有因為琴納的偉大而替他掩飾，有不少人指責琴納把詹姆斯作為試驗的白老鼠，和七十五年前卡洛琳公主用判了死刑的囚犯和無依無靠的孤兒進行實驗一樣不人道。

但是琴納並沒有這種顧慮，因為他相信牛痘是無害的。雖然如此，但當時連醫生和郎中們都不相信這種方法，更何況沒有受教育的菲普斯夫婦。琴納從未提到過是怎麼說服詹姆斯父母的，他很可能是直接提出這個要求，菲普斯夫婦便很難拒絕了。

科學的進步需要有很多人勇敢地犧牲，同時也有很多無奈的犧牲。偉人也會有缺陷，但這並不妨礙他們成為偉人。

從琴納的角度看，這樣做對詹姆斯不僅一點壞處都沒有，而且還是非常好的選擇。以他家的經濟狀況，是不可能接種得起人痘的。英國的孩子通常在七歲左右得天花，詹姆斯正處在這個歲數，不接種牛痘的話，他也許很快就會得天花，死亡的可能性為三分之一。接種成功，會使他終生免疫。

接種後，琴納記錄了詹姆斯的反應：第七天抱怨胳膊不舒服。第九天發冷，沒有食欲，有點頭疼，整整一天不舒服，晚上難以入睡，但是第十天就全好了。

不久，詹姆斯出痘，然後脫落。換句話說，他出現牛痘的症狀，然後恢復了過來。說明牛痘接種是安全的，然而真正的試驗還沒有開始。恰恰在這時，天花在伯克利出現了。七月一日，琴納在詹姆斯的雙臂上接種了人痘，沒有出現任何症狀。一年之內，琴納一共給詹姆斯接種各種人痘二十次，詹姆斯都沒有出現天花症狀。

興奮異常的琴納在自己家旁邊蓋了一間木屋，送給詹姆斯。

初次成功之後，琴納還要做更多的試驗。一七九八年，天花和牛痘在伯克利一起爆發，讓琴納有了充分的試驗機會。他先給七歲的姑娘漢娜接種牛痘，等症狀出現後，從漢娜身上取樣給另外四個孩子接種，其中包括他一歲半的兒子羅伯特。每次接種牛痘後，他都立即給孩子們接種天花，沒有一人出現天花的症狀。此時，琴納的試驗終於可以宣告成功！

作為忠誠的教徒，他認為是上帝選擇他來完成這項偉大的使命，是上帝讓他教會人類用牛痘消滅天花，所以他從此自稱是「世界的免疫員」。

一七九八年底，琴納將牛痘接種的結果寫成小冊子出版，題目叫《牛痘的起因與後果——英格蘭西部某些郡的調查》（***An Inquiry into the Causes and Effects of the Variolae Vaccinae***）。一七九九年又出版了第二部小冊子《牛痘的進一步觀察》（**Further**

Observations on the Variolae Vaccinae, or Cow-Pox），一八〇〇年出版了第三部《與牛痘相關的事實和觀察的繼續》（*A Continuation of Facts and Observations relative to the Variolae Vaccinae*）。

第一本小冊子問世後，在英國醫學界引起了廣泛的關注。牛痘接種看起來比人痘接種更為有效和安全，被醫生們廣泛認可。一八〇三年理查・杜寧醫生首先稱牛痘接種為「疫苗接種」（Vaccination）。七十年後，偉大的科學大師、法國的路易・巴斯德為了對琴納表示尊重，把用接種來刺激免疫以抵抗疾病的辦法統稱為「疫苗接種」（Vaccination），所用的接種材料叫「疫苗」（Vaccine）。

琴納這個發現的意義並不僅限於讓人類征服了天花這個大敵，更重要的是使人類在思想上有了質的飛躍，意識到疾病是可以被預防或者治癒的。在此之前，疾病自古以來就被認為和吃飯睡覺一樣，是生活中必不可少的一部分。然而從琴納開始，人類獲得了前所未有的信心和膽量，這個膽量就是我們今天所享受的現代文明的源泉。

琴納一下子多了很多朋友。英國的醫生們如潮水般向琴納湧來，向他討教種牛痘的技術，討要牛痘疫苗。通常琴納會寄去一個小管子，裡面裝有一根針，針頭上是牛痘疫苗。因為牛痘在人體外只能存活幾天，幸運的話，醫生們才能夠成功地接種，然後用從手臂到手臂的辦法將疫苗延續下去。

琴納也一下子多了很多敵人。很多人包括一些醫生認為接種違背上帝的意願，他們甚至認為天花是上帝的禮物，用以減少窮人的數量。如果人為地戰勝天花的話，窮人的數量就會失控。另外的一部分敵人是那些靠接種人痘而發大財的醫生們。因為擔心如此方便低廉的牛痘接種會斷了他們的財路，他們便到處散佈謠言，說牛痘接種更危險，會殺死人，把人變成母牛。

但是，多數人是站在琴納一邊的，他們從樸素的角度考慮，既然吃牛排喝牛奶都沒有問題，想必接種牛痘也不會有問題。因此反對的觀點很快被公認為迷信。

科學沒有戰爭

琴納的小冊子一發表，馬上被翻譯成法文、德文、西班牙文、荷蘭文、義大利文和拉丁文。儘管歐洲正在大戰之中，但各個國家不約而同以最大的熱情關注琴納的發現，國家之間的戰爭與人類和天花的戰爭相比，實在是渺小得可憐。

首先獲得牛痘樣品的是奧地利，卡羅醫生寫信向琴納索要樣本，琴納很快寄給了他。卡羅和奧地利要人關係很好，因此疫苗得以用最快的速度傳遞，樣品一到丹麥港口，立即馬不停蹄送到他手中。接種獲得成功，卡羅接著又將牛痘疫苗傳入波蘭、匈牙利、俄國和義大利。

俄國沙皇亞歷山大一世在證實牛痘的效果後，下令全國接種，俄國成為第一個全面接種牛痘的國家。每個城鎮都成立了接種委員會，為了確保他的命令得以執行，他專門組建皇家醫學員警對這些委員會進行監督。第一位接種牛痘疫苗的孩子被命名為「Vaccinoff」，專門用黃金車接到首都。俄國醫生一共為大約兩百萬人接種了牛痘，沙皇因此專門送給琴納一條昂貴的鑽石項鍊。

在義大利，主要是教會在大力宣傳支持接種。為了證明牛痘的神奇，醫生讓接種了牛痘的孤兒和患了天花的孩子睡在一張床上。在沒有醫生的農村，牧師便在教堂裡給人接種。

拿破崙也派遣醫生歐伯特到倫敦專門學習牛痘接種，受到英國官方的歡迎。儘管琴納沒有和歐伯特見面，但當他聽到這個消息後，說了這樣的話：「科學沒有戰爭。」歐伯特回到法國後，拿破崙下令全軍沒有得過天花的士兵都要接種牛痘。這個決定獲得英方的大力讚揚，因為這樣一來就不用擔心法國戰俘會帶來天花。

拿破崙一向瞧不起醫生，每次見到醫生，他的第一個問題永遠是：「你在行醫中已經殺了多少人了？」一次，他收到英國一名鄉村醫生的來信，請求他釋放幾名英國戰俘。英法當時正在為歐洲的霸權而交戰，戰俘是要用來交換的。通常這種請求，拿破崙一概不理會，何況是一位醫生寫的，手下認為皇帝陛下肯定和往常一樣，會將這封信順手扔到壁爐中去。

沒想到，拿破崙一看簽名，便欣然答應：「我無法拒絕這個人的任何要求。」這個醫生就是愛德華・琴納。

拿破崙一代天驕，打遍歐洲無敵手，連遠在大洋彼岸的美國年輕軍人們也以他為偶像，納爾遜、威靈頓等一代英國名將皆不入他法眼，但卻徹底折服於英國西部伯克利這名鄉村醫生。英國的旅行者只要攜帶琴納寫給拿破崙的便條，便如同擁有特殊通行證一樣，在法國任意旅行，不用擔心被捕。

不僅是拿破崙，歐洲各國的君主，無論是西班牙的卡洛斯四世，還是俄國的亞歷山大一世，對琴納的請求都一概答應。

牛痘從法國傳入西班牙，西班牙國王卡洛斯四世特意派遣一支艦隊把牛痘疫苗帶到西班牙在美洲的殖民地。為了確保疫苗的活性，船上載了二十二名來自孤兒院的男孩，開船時接種兩人，以後每週接種兩人，十週後艦隊到達古巴，再換上一批男孩。就這樣把牛痘帶到墨西哥和南美，再從那裡駛向菲律賓。從一八〇三年到一八〇六年，這支艦隊的醫生一共為二十三萬名兒童接種了牛痘。

美國波士頓的本傑明・沃特豪斯醫生在一八〇〇年根據琴納的小冊子，為四個兒子接種牛痘，然後用人痘進行驗證，確認效果後，又用波士頓衛生局送來的十九名孤兒進行重複試驗。然後為了證明以前所用的人痘接種很危險，他進行了一項琴納沒有做的試驗：把這些人痘給兩名從來沒有得過天花和從未接種牛痘的孤兒接種，這兩個孩子都得了天花，雖然活了過來，可是臉上留下斑點。

沃特豪斯用這種今天的醫生和科學家想都不敢想的殘酷方式向美國人證明了牛痘的效果。他將這個結果告訴了美國第三任總統湯瑪斯・傑弗遜，傑弗遜馬上讓全家進行牛痘接種。後來傑弗遜便把琴納奉為偶像，在給琴納的信中這樣寫道：「人類將永遠不會把你遺忘。」

一八〇五年，葡萄牙商人哈威特將牛痘從菲律賓帶到澳門，東印度公司的醫生皮爾遜得到牛痘後，成功地為中國人接種。他的助手邱熺一八一八年用中文寫成《引痘略》，是第一部全面介紹種痘的中文書。邱熺一生接種上百萬人，一八一八年專為兩廣總督阮元之子進行了成功的接種，使牛痘疫苗獲得官方的支持。阮元在抵制鴉片時，對洋人帶來的牛痘的救命功效卻大加讚賞，並宣導全國接種。並賦詩：「阿芙蓉毒流中國，力禁猶愁禁未全。若將此丹傳各省，稍將兒壽補人年。」

儘管還有很多反對的聲音，但從一八〇一年開始，琴納便開始被榮譽包圍了。這一年除了沙皇的項鍊外，他還獲得了幾枚獎牌，包括英國皇家海軍頒發的一枚。一八〇二年他獲得皇家獎金一萬英鎊，一八〇六年再次獲得兩萬英鎊，以彌補他因為研究和接種牛痘而損失的行醫收入。

一八〇二年到一八〇三年之間琴納在倫敦待了幾個月，然後回到伯克利。一八〇五年，倫敦的一群醫生希望他搬到倫敦，並保證能讓他通過給富人接種而富甲英倫。琴納拒絕了這個邀請，因為生活在倫敦那個喧鬧的城市，他會失去原有的快樂。當年人們視種痘為買命，琴納完全可以靠牛痘接種這個安全、沒有任何症狀、不用隔離的辦法成為非常富有的人，但是他依然堅持當一名鄉村醫生，也因此開創了一個前例，被巴斯德等後輩遵循著：和健康有關的發明是無償的，這也成為現代醫學一個偉大的傳統。

成名後，琴納依舊很努力地工作，比成名以前還要努力。每天早上早早起來，回覆各國的來信。一八〇六年他從一封來信中得知牛痘在種痘的故鄉中國接種成功，非常高興。

每週固定有一天，他都會為窮人免費接種。無論颱風下雨，都會有三百名左右的人早早來到他家的花園。僕人們讓大家在被琴納稱為「接種天堂」的木屋門口排好隊，等候琴納醫生給大家挨個接種。忙碌的一天結束後，他總忘不了要感謝上帝讓他為這麼多的人免除斑點惡魔的危害。

這段時期，歐洲和美國所有的醫學協會都請他加入，大學爭相授予他名譽學位。一八一三年牛津大學也破例授予他醫學博士的學位，琴納醫生的名號終於不再是用錢買來的了。這些學位在授予時都要求被授予人做書面答覆，每一次，這位依舊在伯克利鄉間行醫的郎中總是自我介紹為：世界的免疫員。

一八一一年琴納得了一場大病，一八一五年他的妻子去世，他也開始衰老了。一八二〇年中風後恢復過來，一八二一年被英王喬治四世封為御醫，一八二二年被選為伯克利市長和和平法官。

一八二三年一月二十五日，他再次中風，次日，琴納去世，終年七十四歲。在琴納的葬禮上，無數被他拯救的人從各地趕來，詹姆斯·菲普斯站在最前面。

琴納之後的將近兩百年來，人類出現了很多科學巨人。但是無論他們取得多麼偉大的成就，無論他們多麼狂妄，每當他們想到英國伯克利那塊墓碑的時候，都會變得無比謙虛。

那塊墓碑上刻著：「這裡是人類最偉大的醫生的長眠之地，琴納以他的智慧把健康和生命帶給全世界半數以上的人」。

在這個星球上，絕對沒有第二塊墓碑能夠承受如此的重量。

人間無花

十九世紀中葉歐洲國家開始硬性規定，兒童上學前必須接受免費的牛痘接種，天花開始從歐美各地區消失。一八九五年，瑞典成為第一個無天花國家，一八九九年波多黎各成為第二個，一九二〇年到一九四〇年之間，所有歐洲國家相繼消滅天花。

對於牛痘接種的前景，琴納曾經很自信地預言：「雖然我沒有十足的信心，但請容許我祝賀國家和普通大眾，一種解除天花的方法，將能使一個每小時都奪走人生命的疾病、一個被視為人類最嚴重災禍的疾病，從地球上永遠銷聲匿跡。」

但事實證明他太樂觀了。

傑弗遜擔任美國總統期間，曾下令軍隊為印第安人接種，可惜由於聯邦經費緊張，這個計畫夭折了。三十多年後，汽船把天花帶給西部的印第安人，五年之內美國印第安人人口暴減。

在美國，疫苗接種的阻力非常大，一部分人出於宗教信仰而拒絕接種，另一部分人則認為接種疫苗侵犯了他們的民權。直到一九四七年的一場意外才改變了這一切。一九四七年三月，一位去過墨西哥的美國商人倒在了紐約的公車上，直到他去世後，醫生才意識到他得的是天花。有很多的人在公車上和醫院裡接觸了這個天花患者，消息在報刊上報導後，紐約全城恐慌，市政當局緊急開展全體市民天花疫苗接種行動。在陸軍、海軍的幫助下，到四月二十日，三百四十五萬紐約人接種了天花疫苗，沒有再出現一例天花病例。從此，美國全國的天花疫苗接種行動才得以順利進行。到一九五一年，美國只出現十一例天花病例。

由於以亞非為主的國家沒有現代化的醫療系統，政府缺乏重視，加上宗教信仰等原因，直到二十世紀，天花還是奪去了三億人的生命，平均每年為五百萬。對付天花的特效藥依然缺乏，唯一的預防辦法，就是提前進行牛痘接種。琴納的牛痘病毒在漫長的歲月中雖然出現變異，變成一株新的病毒，但仍對天花有效。

一九六六年，在美國醫生唐納・亨德森（Donald Henderson）領導下，世界衛生組織展開全球消滅天花行動。主要在亞非拉國家全面接種牛痘，試圖使天花找不到新的宿主而自然消失。這個計畫一開始很不成功，無論怎麼努力，天花病毒還是能找到新的感染者。

一九六八年，運載疫苗的船沒有如期到達奈及利亞，當地的醫學工作者不得不採取變通的辦法，因為現有的天花疫苗數量有限，他們只能針對重點人群接種。醫療人員到處散發天花病人的照片，讓民眾一旦看到病人馬上報告。病人出現後，對其所住的村莊全面封鎖，全村人無論是否接種過都再接種一次，直到病人恢復，沒有新的病例出現為止。這個直接切斷天花流行鏈的重點接種法相當成功，三年半時間內，便在中非和西非消滅了天花。

在亞洲，最大的困難出現在印度，一九七四年春天的一場天花流行曾殺死兩萬五千名印度人。印度最大的問題是他們崇拜天花女神，認為接種牛痘違反自然，就算清除了天花，女神的怒氣也會從其他方面發洩出來。醫療人員只能大力宣傳牛痘接種是獲得過天花女神同意的。其次得為那些挨村乞討的乞丐提供食物和住處，讓這個傳播天花的主要途徑得到控制。一九七五年七月四日，印度天花滅絕，也表明全亞洲天花滅絕。

一九七七年索馬利亞的廚師馬林成為最後一名自然感染天花的病人。一九七八年，英國一家實驗室的天花病毒意外洩漏，醫學攝影師珍妮・帕克（Janet Parker）和她的母親被感染，帕克死於天花，該實驗室的負責人也因此自殺。天花就這樣在英國這個牛痘發明地壽終正寢。一九七九年，世界衛生組織宣佈天花絕跡。琴納的夢想經過一百七十九年終於實現了。

事情卻並沒有就此結束，新的問題出現了。儘管出現過接種牛痘後感染天花的例子，但琴納認為是接種的問題，他一直相信牛痘對天花的免疫性是終生的。其後，科學家證明牛痘的免疫不是終生的，具體有多長時間並不清楚，但能夠讓人躲過兒童期這段對天花最易感的時期。

而且從嚴格意義上來說，天花病毒並沒有完全消失。一九八〇年世界衛生組織要求各國毀掉保存的天花毒株或者送到美國和蘇聯保存。英國把毒株送到了美國，其他國家同意銷毀。美俄兩國共有大約六百個冷藏管，裝著這個世界上僅剩的天花病毒。美國的天花病毒保留在亞特蘭大的疾病控制與預防中心（CDC），俄國的天花病毒保存在西伯利亞的國家病毒和生物技術研究所。

世界衛生組織一九八六年開會決定，於一九九三年年底銷毀這些剩餘的病毒，但是最終期限過去了很久，病毒並沒有被銷毀。因為勢均力敵的兩方還在為此爭論不休：一方希望徹底銷毀天花病毒；一方從研究的角度考慮，認為要保存必要的天花病毒，因為它有可能捲土重來，到那時還用得上。

於是世界衛生組織把毀滅天花病毒的期限一再延長，一九九四，一九九五，一九九九，二〇〇二……在二〇〇二年期限到來之前，二〇〇一年四月，美國政府宣佈購買四千萬份天花疫苗，使現有儲備翻了兩番。二〇〇一年九月十一日，美國遭遇恐怖襲擊，然後是炭疽威脅。二〇〇一年十一月，布希總統下令不得銷毀現有的天花毒株。二〇〇二年一月，世界衛生組織再次將天花病毒銷毀期限延長。二〇〇三年美國政府將四千萬份天花疫苗採購計畫改為兩億份。最後美國政府決定，陸續購買八千萬份天花疫苗，可用於四千萬人免疫，加上原有的儲備，足以應付針對美國的恐怖襲擊。

在軍事家眼中，天花和鼠疫一樣，是一個可以在很短時間內消滅上百萬人的最有效的生物戰武器，而且天花更為適用。雖然美俄兩國都保證不將其用於生物戰，但我們不能排除有些國家還秘密地保存著天花病毒。面對這種潛在的威脅，美國已經做好了準備，那其他國家該如何應對呢？

可在低溫 (4℃) 的駱駝生乳存活 72 小時，部分確診病例亦曾飲用駱駝乳。

潛伏期：

2 ～ 14 天。

發病症狀：

確定病 的症 主要是發生急性的嚴重呼吸系統疾病，症 包括發燒、咳嗽、呼吸急促與呼吸困難。從目前少 幾位病 的 床資 顯示，感染者通常會有肺炎，部分病人會出現腎衰竭、心包膜炎、血管內瀰漫性凝血（DIC）或死亡。

預防方法：

1、欲赴中東地區的民眾，請提高警覺並注意個人衛生及手部清潔，同時儘量減少至人群聚集或空氣不流通的地方活動，或與有呼吸道症狀者密切接觸。此外應避免前往當地農場、接觸駱駝或生飲駱駝等動物奶，以降低受感染可能性。老年人或具糖尿病、慢性肺病、腎衰竭及免疫不全等慢性病族群，更應謹慎做好適當防護措施。

2、自中東地區入境的民眾，若出現發燒或有急性呼吸道症狀，應主動通報港埠檢疫人員，並配合接受檢疫及後送就醫作

中東呼吸症候群冠狀病毒感染症

第五類法定傳染病

主要傳染途徑—空氣或飛沫傳染

世界衛生組織（WHO）於 2012 年 9 月公布全球第一例中東呼吸症候群冠狀病毒感染症病例，已在沙烏地阿拉伯、約旦、卡達、英國、德國、法國等國陸續發現確診病例，部分國家出現可能人傳人的群聚感染事件。中東呼吸症候群冠狀病毒於 2012 年 9 月首次從人類體內分離出來，確定病例的症狀主要是發生急性的嚴重呼吸系統疾病，症狀包括發燒、咳嗽、呼吸急促與呼吸困難。從目前少數幾位病例的臨床資料顯示，感染者通常會有肺炎，部分病人會出現腎衰竭、心包膜炎、血管內瀰漫性凝血（DIC）或死亡。

傳播方式：

一般冠 病毒主要透過大的呼吸道飛沫顆 ，以及直接或間接接觸到感染者分 物等方式傳播，但 MERS-CoV 確實傳播途徑仍不明。根據目前研究結果推測，個案可能因接觸或吸入患病駱駝之飛沫或分泌物而感染，人與人間的傳播主要以院內感染為主，但仍無持續性人傳人的現象。另曾有研究指出 MERS-CoV 病毒

資料來源：衛生福利部疾病管制署 http://www.cdc.gov.tw/

業，進行採檢與醫學評估；返國 14 天內，若出現呼吸道症狀或有發燒症狀，則應佩戴一般外科口罩儘速就醫治療，並主動告知醫護人員旅遊史。

3、養成「手部衛生及咳嗽禮節」的好習慣：

(1) 咳嗽、打噴嚏時，請用衛生紙遮住口鼻 (若來不及，請以衣袖代替)，然後將紙丟進垃圾桶。

(2) 請用肥皂和清水或酒精性乾洗手液進行手部衛生。

(3) 有呼吸道症狀期間，請戴上口罩，並儘可能與別人距離保持 1 公尺以上。

在菲律賓與中國大陸被發現，可造成人類以外靈長類的致死出血性疾病，雖曾有零星的人類感染個案，但臨床上皆無症狀。

傳播方式：

透過接觸受感染果蝠，此病毒可直接傳染給人，或是透過中間宿主之野生動物，例如受感染的猴、猿等再傳染給人。

人與人之傳染是因直接接觸到被感染者或其屍體之血液、分泌物、器官、精液；或是間接接觸被感染者體液污染的環境而感染。至今尚未有藉由空氣微粒 (aerosols) 傳播的案例報告。醫護人員被感染之情況在非洲頗為常見，主要是因為醫護人員照顧病患時未遵守適當的防護措施（如洗手、配戴標準防護裝備等）。

潛伏期：

2 ～ 21 天，平均為 4–10 天。

發病症狀：

其初期症狀為突然出現高燒、嚴重倦怠、肌肉痛、頭痛等，接著出現嘔吐、腹瀉、腹痛、皮膚斑點狀丘疹與出血現象。重症者常伴有肝臟受損、腎衰竭、中樞神經損傷、休克併發多重器官衰竭。實驗室檢驗則發現白血球、血小板降低、凝血功能異常與肝功能指數上升。個案死亡率可高達 9 成。

伊波拉病毒感染

第五類法定傳染病
主要傳染途徑—接觸傳染

伊波拉病毒感染為伊波拉病毒所引起的嚴重急性疾病，其初期症狀為突然出現高燒、嚴重倦怠、肌肉痛、頭痛與咽喉痛等，接著出現嘔吐、腹瀉、皮膚斑點狀丘疹與出血現象。重症者常伴有肝臟受損、腎衰竭、中樞神經損傷、休克併發多重器官衰竭。實驗室檢驗則發現白血球、血小板降低與肝功能上升。個案死亡率可高達 9 成。

伊波拉病毒是線狀病毒科（Filoviridae）的成員，直徑約 80nm，970nm 長。呈長條形，構造奇特，有時呈分叉狀，有時捲曲，長度可達 10 μm。伊波拉病毒屬 (Genus Ebolavirus) 目前有五種病毒：Bundibugyo、Zaire、Sudan、Reston，與 Taï Forest，其抗原與生物特性會有所區隔。其中 Bundibugyo,Zaire 和 Sudan 伊波拉病毒與非洲伊波拉病毒感染疫情有關；Reston 伊波拉病毒曾

從業人員

病毒出血熱健康監測通知書

國際間旅遊疫情建議等級表

資料來源 : 衛生福利部疾病管制署 http://www.cdc.gov.tw/

預防方法：

伊波拉病毒目前尚無有效疫苗可供預防接種。其他預防方式包括

1. 在流行地區，避免接觸或食用果蝠、猿猴等野生動物。食用肉類前應煮熟。

2. 避免直接接觸被感染者之血液、分泌物、器官、精液或可能被污染的環境。如需照顧病患則應配戴手套及合適之個人防護裝備。男性病患於康復後三個月內，精液仍可能帶有病毒，故男性病患於這段時間應避免性行為，或使用保險套。病患屍體應於 24 小時內入殮並火化。

3. 因疾病初期症狀較不具專一性，醫護人員照護所有病患需提高警覺並配戴標準防護配備，實施感染控制措施，包括洗手、呼吸道衛生、避免體液噴濺等。如近距離（一公尺內）照顧疑似或確定個案時，則應穿著連身型防護衣並配戴 N95 口罩等高規格個人防護裝備 (配戴護目鏡、隔離袍與手套等)，避免直接接觸病患之血液及體液。

4. 旅遊及檢疫指引

前往伊波拉病毒感染病例發生地區之 遊者建議

「預防伊波拉病毒感染」健康關懷卡中英法版

「預防伊波拉病毒感染」簡介適用對象：導遊、領隊或觀光

潛伏期：

以出疹日為計算基準，自感染至出疹約 7-18 天。

發病症狀：

1、前驅症狀：發高燒、鼻炎、結膜炎、咳嗽和在發燒 3-4 天後口腔下臼齒對面內頰側黏膜上出現柯氏斑點（Koplik spots）。

2、紅疹：前驅症狀 3-4 天柯氏斑點出現後，會繼續發燒，並且再過 24-48 小時後典型的斑丘疹出現於耳後，再擴散至整個臉面，然後慢慢向下移至軀幹第 2 天和四肢第 3 天，皮疹在 3-4 天的時間內會覆蓋全身，並持續 4-7 天；病人出疹時病情最嚴重，且發燒至最高溫；皮疹出現 3-4 天後，熱度與皮疹即開始消退，皮疹退了以後，會出現鱗屑性脫皮及留下褐色沉著。約 5-10%之患者因細菌或病毒重覆感染而產生併發症，併發症包括中耳炎、肺炎與腦炎。

預防方法：

1. 常規疫苗接種：出生滿 12 個月，及滿 5 歲至入國小前各接種一劑「麻疹、腮腺炎、德國麻疹（MMR）混合疫苗」。

2. 衛生教育：宣導按時接種疫苗之重要性。

3. 若有麻疹疫情發生，由專業衛生及醫療人員評估後，針對

麻疹

第二類法定傳染病
主要傳染途徑—空氣或飛沫傳染

麻疹病毒是一種單鏈負價具有包膜的RNA病毒，容易被陽光、熱、強酸及紫外線所破壞，屬於副黏液病毒族（Paramyxoviridae）中的Morbillivirus屬，直徑大約100-250nm，約含有15,900個核甘酸，有6個結構蛋白，麻疹病毒基因穩定，雖然世界各地病毒株稍有不同，差異性低於百分之0.6，所以疫苗接種的保護效果仍然不錯。人類是麻疹病毒唯一的宿主及傳染窩，可經由空氣、飛沫、或病人鼻咽黏液接觸而感染，主要好發於冬末及春季，是小兒時期最重要疾病的一種。

傳播方式：

麻疹是一種急性、高傳染性的病毒性疾病，通常經飛沫或患者的鼻咽黏液接觸而感染在，出疹的前後四天內是具有傳染力的，所以建議在麻疹的檢驗報告尚未出來前或在出疹前後4天內，病患要採隔離措施，以避免傳染給沒有免疫力的人。

資料來源：衛生福利部疾病管制署 http://www.cdc.gov.tw/

接觸者提供施打疫苗，或「肌肉注射免疫球蛋白（intramuscular immunoglobulin，IMIG）」之相關建議。

4. 若需前往麻疹流行地區者：

（1）1 歲以下嬰兒：應避免前往。

（2）1-6 歲之學齡前幼兒，未完成麻疹－腮腺炎－德國麻疹混合疫苗（MMR 疫苗）接種者：應於接種 MMR 疫苗兩週後再前往。

（3）年齡介於 18 至 30 歲之大專院校教職員生、軍人、醫事機構及教托育 機構人員：強烈建議接種 MMR 疫苗兩週後再前往。

5. 接種 MMR 疫苗前須由專業醫療人員進行健康評估，以下狀況不能接種 MMR 疫苗，包含：

a、嚴重急性呼吸道感染者或其他感染而導致發燒者。

b、免疫不全者。

c、正使用免疫抑制劑或高劑量腎上腺皮質素者。

d、孕婦。

潛伏期：

腸病毒感染的潛伏期大約 2 至 10 天，平均約 3 到 5 天，發病前數天在喉嚨及糞便都有病毒存在，即開始有傳染力，通常以發病後一週內傳染力最強；而患者可持續經由腸道釋出病毒，時間可達 8 到 12 週之久。

發病症狀：

腸病毒可以引發多種疾病，其中很多是沒有症狀的感染，或只出現類似一般感冒的輕微症狀。常引起手足口病（hand-foot-mouth disease）及疱疹性咽峽炎（herpangina），有些時候則會引起一些較特殊的臨床表現，包括無菌性腦膜炎、病毒性腦炎、心肌炎、肢體麻痺症候群、急性出血性結膜炎（acute hemorrhagic conjunctivitis）等。腸病毒感染較常見的疾病、臨床症狀及可能病毒型別如下：

1. 泡疹性咽峽炎：由 A 族克沙奇病毒引起。特徵為突發性發燒、嘔吐及咽峽部出現小水泡或潰瘍，病程為 4 至 6 天。病例多數輕微無併發症，少數併發無菌性腦膜炎。

2. 手足口病：由 A 族克沙奇病毒及腸病毒 71 型引起，特徵為發燒及身體出現小水泡，主要分布於口腔黏膜及舌頭，其次為軟顎、牙齦和嘴唇，四肢則是手掌及腳掌、手指及腳趾。常因口

腸病毒感染併發重症

第三類法定傳染病
主要傳染途徑—食物或飲水傳染

腸病毒為一群病毒的總稱，包含小兒麻痺病毒、克沙奇病毒A型及B型、伊科病毒及腸病毒等60餘型，近年來又陸續發現多種型別，依據基因序列分析結果將之重新歸類，分為人類腸病毒A、B、C、D型，其中腸病毒71型被歸類於人類腸病毒A型。臺灣全年都有腸病毒感染個案，以4到9月為主要流行期。

腸病毒可以引發多種疾病，其中很多是沒有症狀的感染，或只出現類似一般感冒的輕微症狀，常引起之症狀為手足口病（hand-foot-mouth disease）、疱疹性咽峽炎（herpangina），有些時候則會引起一些較特殊的臨床表現，包括無菌性腦膜炎、病毒性腦炎、心肌炎、肢體麻痺症候群、急性出血性結膜炎（acute hemorrhagic conjunctivitis）等。

傳播方式：

腸病毒的傳染性極強，主要經由腸胃道（糞—口、水或食物污染）或呼吸道（飛沫、咳嗽或打噴嚏）傳染，亦可經由接觸病人的分泌物而受到感染。

4. 注意居家環境的衛生清潔及通風。

5. 流行期間，避免出入人潮擁擠，空氣不流通的公共場所。

6. 儘量不要與疑似病患接觸，尤其是孕婦、新生兒及幼童。

7. 新生兒可多餵食母乳，以提高抵抗力。

8. 兒童玩具（尤其是帶毛玩具）經常清洗、消毒。

9. 幼童之照顧者或接觸者應特別注意個人衛生。

資料來源：衛生福利部疾病管制署 http://www.cdc.gov.tw/

腔潰瘍而無法進食，病程為 7-10 天。

3. 嬰兒急性心肌炎及成人心包膜炎：由 B 族克沙奇病毒引起，特徵為突發性呼吸困難、蒼白、發紺、嘔吐。開始可能誤以為肺炎，接著會又明顯心跳過速，快速演變成心衰竭、休克、甚至死亡，存活孩子會復原得很快。

4. 流行性肌肋痛：由 B 族克沙奇病毒引起，特徵為胸部突發陣發性疼痛且持續數分鐘到數小時，合併發燒、頭痛及短暫噁心、嘔吐和腹瀉，病程約 1 週。

5. 急性淋巴結性咽炎：由 A 族克沙奇病毒引起。特徵為發燒、頭痛、喉嚨痛、懸雍垂和後咽壁有明顯白色病灶，持續 4 至 14 天。

6. 發燒合併皮疹：與各類型克沙奇及伊科病毒都有關，皮疹通常為斑丘疹狀，有些會出現小水泡。

預防方法：

腸病毒的傳染力極強，但可透過簡單的衛生保健動作，有效降低感染的機會。腸病毒的預防方法如下：

1. 勤洗手，養成良好的個人衛生習慣。
2. 均衡飲食、適度運動及充足睡眠，以提昇免疫力。
3. 生病時，應儘速就醫，請假在家多休息。

黃熱病

黃熱病

黃色的夏天

一七九三年是動盪的一年，法國大革命浪潮兇猛，該年一月法王路易十六被送上斷頭臺，導致歐洲列強聯手對付法國革命政府。面對英國、荷蘭、西班牙和奧地利的夾擊，法國趕緊向盟友求援，首先想到的就是新興的美國。

美國獨立戰爭時，法國在關鍵時刻出手，幫助其贏得獨立，因此多數美國民眾支持法國。但以華盛頓為首的美國政府怕激怒英國，因此堅持中立。於是法國政府派愛德蒙・熱內出任駐美大使，試圖把美國拖下水。

四月，熱內抵達美國，並沒有走上層路線，而是拉攏草根，在各大城市巡迴講演，煽動民眾的革命熱情，接著以法國政府的名義雇用美國平民和民船，讓他們在大西洋上為法國當海盜，攻擊劫持英國船隻。因為熱內在美國很得民心，華盛頓政府只好聽之任之。

就在這時，海地發生暴動，住在那裡的法國僑民紛紛出逃，很多人來到美國，僅費城一地就聚集了兩千多難民，這些人整天無所事事，被美國人的革命熱情感染，兩方聯合起來要求政府對英國宣戰，出兵海地。

七月，上萬人聚集在費城的市場街，參加聲援法國的群眾集會，沒多久集會演變成大遊行。人們來到華盛頓官邸，要把華盛頓從家裡拖出來，宣稱如果不向英國宣戰的話就再發動一場革命。好在賓州民兵及時趕來，才驅散了人群。華盛頓內閣也因為對法政策的分歧產生尖銳的矛盾，支持法國的國務卿傑克遜甚至一怒辭職。

八月下旬，局勢越來越緊張，與此同時，費城出現黃熱病並很快流行起來。費城是當時美洲大陸最大的城市，人口超過五萬。大部分地區沒有排汙系統，一下雨就成了沼澤，到處都髒得一塌糊塗。人們還是沿襲中世紀的習慣，不講個人衛生，基本上不洗澡，導致流行疾病傳播得非常快。當當局意識到時，每天死於黃熱病的人已經達到兩位數了。

費城同時也是當時美國醫生最多的地方，這些醫生給出的建議包括：清理街道、建立黃熱病醫院、到處灑醋、用火藥清理空氣，讓病人待在通風的房間、避免疲勞、少喝啤酒和葡萄酒、勤換衣服和床單等。而名醫班傑明・拉什（**Benjamin Rush**）則呼籲大家趕緊逃離費城。

拉什是美國的國父之一，他從英國愛丁堡大學畢業後，在英國行醫了一段時間後，於一七六九年回到費城，不僅自己開診所，而且是賓夕法尼亞大學的前身費城學院的化學教授，出版了美國第一部化學教科書，還寫了不少醫學著作。拉什在英國的時候，除了學習之外，還受到自由主義思潮的很大影響，回到費城後，和湯瑪斯・潘恩（Thomas Paine）等人志同道合，成為「自由之子」的積極分子，後來被選為大陸會議的議員，在獨立宣言上簽了名。一七七七年，他出任大陸軍中部軍區的醫學總監，後來因和華盛頓不合，結束了在大陸軍的生涯。既然不能為良相，只好繼續做良醫。美國獨立後，拉什受聘於費城醫院，並擔任賓州大學醫學理論與臨床實踐學的教授。

費城居民綜合各方的建議，決定採取遠離病人的方針，能走的紛紛離開。整個黃熱病流行期間，估計有兩萬人逃離費城，佔城市人口的百分之四十。走不了的人很少在街上出現，不得不上街的人都穿著灑了醋的衣服，或者在口鼻上蒙上東西。傳聞菸草可以預防黃熱病，結果不管男女老少從早到晚都不停地抽菸。還有一個說法是大蒜能預防黃熱病，於是很多人天天嚼蒜，或者把蒜帶在身上，弄得費城除了菸味就是蒜味。

市政府跑得就剩下市長馬修・克拉克森了，州政府在州長湯瑪斯・梅菲林的帶領下全體跑光，乾脆關門。聯邦政府也沒堅持住，財政部一共九個公務員病了八個，包括部長漢密爾頓。嚇得華盛頓趕緊將聯邦政府轉移到郊外的德國鎮，讓戰爭部長諾克斯（Henry Knox）主持大局，自己和傑弗遜火速跑回家鄉維吉尼亞。司法部長愛德蒙・詹寧斯・藍道夫（Edmund Jennings Randolph）在外和印第安人談判，戰爭部的諾克斯待了兩天也慌了，門一鎖，騎馬北上往家鄉波士頓跑，走到紐澤西被民兵攔住測體溫，發現他正發燒，便將其隔離了兩個禮拜才放出來。整個聯邦政府只剩下郵政總督蒂莫西・皮克林（Timothy Pickering）加上零零散散幾位公務員，也基本不工作。

美國建國之初，聯邦政府非常小，國會作為立法機構執掌大權，本來國會議員們應該來首都費城開會，但因為黃熱病流行，沒有一個議員敢來，法律又規定國會必須在首都舉行會議，這樣一來會議便無法召開，整個聯邦政府就癱瘓了，連緊急公務都處理不了。比如法國海盜劫持了一艘英國船，開到了馬里蘭州的一個港口，英國要求還船，州長不知道怎麼辦，找到維農山莊（Mount Vernon）問華盛頓，華盛頓也不知道怎麼辦，過去的例子沒有辦法查，因為檔案都在費城，最後只好讓州長看著辦。

這個時候，華盛頓、傑弗遜和漢密爾頓等人才意識到，如果來了外敵，美國有可能就亡國了，現有的政治體制不能應付這種突發事件，他們所引以為自豪的民主體制竟然這麼脆弱，幾乎被一場流行病給顛覆了。

瘟疫推動大國之夢

費城的黃熱病人不計其數，不要說治療了，就連掩埋死屍都困難，只能靠城裡那些自由黑人挨家挨戶走訪，來照顧黃熱病病人。年老的黑人對黃熱病有免疫力，但年輕的就不一定有了，整個流行期間先後有三百多名黑人志願者因此喪生。

費城是貴格派的根據地，貴格派出醫生，因此費城的醫療水準是當時全美最強的，然而黃熱病流行後，醫生們紛紛逃出城去，不走的也足不出戶，不看任何病人，只有拉什一個人用放血療法堅持為病人治療。

拉什是放血療法的信奉者，但其實這個方法毫無效果。他便對此法進行改進，先讓病人吃有毒的東西，導致其劇烈嘔吐和腹瀉，然後再放血。

九月三日，拉什宣稱用這個療法治療了十二名病人，其中八名好轉。九月五日，他又宣稱救活了三十名病人中的二十九位，但遭到其他醫生的強烈質疑。拉什依舊我行我素，繼續用自己的療法每天診治上百名病人。九月十二日，拉什感到很不舒服，他判斷自己得了黃熱病，沒過幾天，消息在費城傳開，導致剩下的醫生全部跑光。

到了這個地步，拉什索性讓助手給自己放血，九月十九日，他又開始探望病人。拉什診所每天有一百五十多人要求放血，他的每個助手平均要放三十個人的血，有時，乾脆讓病人站在大街上，直接把血放到馬路上。後來還訓練了一支自由非洲人社團，這些黑人們一共放血八百人次。

在今天看來，拉什的療法有害無益，但他堅定不移的信念卻讓不得不留在費城的人們心中燃起了希望，直到城市重新出現活力。

幾周後，拉什黃熱病復發，儘管關節非常痛、沒有食欲，嚴重盜汗，但每天早上，他還是堅持起床去探望病人，直到十月四日倒在一位病人的房間裡。兩天後，拉什又起床出門看望病人，十月九日再次暈倒，只好再一次進行放血治療，六天之內臥床不起，連抬頭都十分困難，卻再一次站了起來。

在醫學史上，拉什並不是靠治療黃熱病出名的，而是靠第一個意識到精神病是一種疾病而奠定了自己的地位。從一七九三年到現代，拉什在黃熱病流行中的放血療法一直是人們反對和嘲笑的對象，但如果沒有拉什，費城人就不可能有抵抗黃熱病的信心，很難堅持到流行消失。在被稱為美國國父的那一小群人之中，拉什是少數當之無愧的，不僅僅因為他在《獨立宣言》上簽署了自己的名字，更因為他在危機時刻成為美國的靈魂。

與此同時，華盛頓也不願意再等下去了，他決定返回費城，傑弗遜雖然只剩下幾個月任期，也和華盛頓一同返回。一路上物價飛漲了很多倍，兩人傾家蕩產才到了德國鎮，好在黃熱病因為天氣轉涼蚊子消失而消失。

一直堅信民主萬能的傑弗遜和麥迪森通過這件事意識到民主體制的缺陷，特別是在應對這種突如其來的特殊情況時的無能為力。於是在他們的推動下，國會同意在危機時期，總統可以在首都之外的地方召集國會會議。

這一場黃熱病還為政府解決了另外一個大難題：法國熱。

黃熱病流行後，法國大使熱內躲到了曼哈頓。此時法國換了掌權的派別，收到美國政府的抗議，馬上任命了新駐美大使，此人一到美國就奉命逮捕熱內。熱內知道回去不會有好下場，趕緊向華盛頓求情。在漢密爾頓的勸說下，華盛頓保下了他。熱內就在紐約待了下去，還做了紐約州長克林頓的女婿。一場革命風暴就這樣因黃熱病平息了。副總統亞當斯後來回憶起一七九三年夏天費城的騷動時依然心有餘悸，認為如果沒有黃熱病的話，美國肯定會捲入一場革命之中。那樣的話，美國的歷史就會走向另外一個方向。

對於普通人來說，國家怎麼走和他們無關，他們能切身體會到的是公共衛生方面的改變。這場瘟疫過後，美國變得越來越乾淨了。

十八世紀末，美國人和歐洲人一樣，依舊不在乎個人衛生，費城居民中二十年以上沒有洗過澡的大有人在。人們身上散發著臭味，大街小巷臭氣熏天，但大家對此習以為常，因為從生下來起人多的地方就是這種味道。

但醫生們認為黃熱病就是由某種氣味造成的，於是市政府要求市場和街道要定期清理，不能有味道，人們也要清潔自己的住宅，把味道除掉。一七九三年之後連續幾年不斷流行黃熱病，迫使人們漸漸自覺地採取行動。窮人雖沒有能力逃離費城，也想辦法離開了病情最嚴重的貧民窟，搬到了城裡的其他地方，居住和衛生條件不斷改善。

改善最大的是水源，雖然醫生們認為黃熱病和水沒關係，可是老百姓不這樣看，在民意的強大壓力下，一七九九年費城建起美國第一套城市水處理系統，水源比從河裡直接取來的要乾淨得多，而且使用起來也更方便，人們因此開始經常洗澡和用水做清潔，公共衛生得到了極大的改善。

除此之外，美國因為此次流行還有意外收穫。

導致費城黃熱病流行的海地暴亂越演越烈，拿破崙派遣妹夫查理斯・勒克雷爾率四萬精兵赴海地平叛。勒克雷爾到達海地後很快控制了局面，但黃熱病很快在法軍中蔓延起來，先後有兩萬六千名軍人死於黃熱病，勒克雷爾手下能夠執行作戰任務的只剩下兩千人，最後連他本人也死於黃熱病，法軍再也無法對抗黑人叛軍，只得撤離海地。

海地的挫折使得拿破崙對美洲的經營失去了信心，傑弗遜抓住這個千載難逢的機會，於一八〇三年用一千五百萬美元買下了法國在北美的殖民地，這項「路易斯安那購地」（Louisiana Purchase）使得美國的領土增加了一倍。更重要的是，它使得美國終於完成了從殖民地時代開始的西進策略，從此，廣大的西部對於美國來說再也沒有障礙了，密西西比河成為美國的內河，美國有了它真正的縱深。

黃熱病就這樣推動著美國的歷史，讓美國離開了它原有的歷史軌道，走向一個新的方向，也就是它的大國崛起之路。

又見黃熱病

一八五八年夏天，經過三十七年間隔後，黃熱病再一次出現在曼哈頓，每天都有人得病和死亡。六十多年過去了，紐約的醫生們和一七九三年費城的醫生們一樣，對黃熱病還是一無所知。唯一不同的是，紐約從十九世紀初就建立了嚴格的隔離制度，一旦發現可疑的傳染病患者，馬上送進隔離醫院。

紐約的隔離醫院是當時美國最先進的醫院，有治療黃熱病的經驗。醫院非常乾淨，隔離措施也很嚴格。但是，隨著黃熱病的繼續流行，隔離醫院附近流言四起，傳說正是住在醫院裡的那些生病的愛爾蘭移民散播了黃熱病病原。就在幾年前，一八五三年紐奧爾良流行黃熱病，死了九千人，種種因素導致紐約人越來越緊張。

九月一日晚九點，一大群全副武裝的人從兩個方向包圍了隔離醫院，一方面衝擊大門，另一方面翻牆而入，很快佔據了醫院。人們把醫院裡的病人連人帶床拖出來，然後放火焚燒醫院。員警和救火隊趕到後，撲滅了大火，可是第二天晚上，人們再度聚在這裡，放火把醫院燒為平地。事後執法機關抓了幾個人，但無人被定罪。

兩年多後，美國陷入內戰，奴隸制這個死結只能用一場戰爭來解決。四年內戰，血流成河，北方以徹底摧毀南方經濟為代價贏得了戰爭，奴隸制壽終正寢了，美國再次統一，從此一個真正意義的國家才開始形成。戰爭剛剛結束，林肯總統便倒在刺客的槍下，他的戰後重建包括重整美國政壇的設想也毀於一旦。打贏戰爭的共和黨人大舉南下，劃分政治地盤，加上格蘭特內閣貪污腐化嚴重，使得共和黨漸漸失去人心，民主黨得以東山再起，從政治上講，美國還是原來的美國。

一八七八年，美國南方的經濟有所恢復，尤其是密西西比河的航運為其帶來新的生機，從紐奧爾良到孟菲斯，船隻來來往往非常熱鬧。亞特蘭大等南方名城在內戰中被謝爾曼放火燒光，戰後一直無法恢復到戰前的水準，而孟菲斯得益於密西西比河航運，城市總人口達到四萬，成為南部僅次於紐奧爾良的第二大城市。不過孟菲斯城經營不善，負債四百萬，連清理垃圾的錢都沒有，市政府希望這一年棉花豐收，用以償還債務。

三月四日，一場盛大的狂歡在孟菲斯開始了，人們從四面八方來到這裡，估計有上萬名遊客聚集在城中心，孟菲斯成為歡樂的海洋。人們把戰亂留下的傷痛和對未來的擔憂都拋在腦後，置身於歡樂之中。

古巴的哈瓦那當時是加勒比海航運的中轉站，雖然奴隸貿易已經終止了，但象牙、棕櫚油、鹽等貨物依舊在此中轉。來自非洲的貨船在此停泊，卸貨裝貨，來自波士頓、紐約和紐奧爾良的商船也在此停泊，卸貨裝貨後再返回。從三月份開始，剛剛經歷過十年獨立戰爭的古巴便開始流行黃熱病。為了阻止黃熱病隨商船入侵，紐奧爾良港口檢疫官員已經為此忙了三個多月了。

桑德號就是眾多商船中的一艘，它於五月十九日離開哈瓦那，駛往紐奧爾良。這是一艘一八六四年建造的船，常年行駛於紐約、哈瓦那和紐奧爾良之間，途中在西嶼停留兩天，一邊補充供給，一邊讓船員放鬆一番。四天後，桑德號和它那些依舊醉醺醺的船員抵達紐奧爾良，在港口外等待檢疫，按規定，進港船隻要在港口外待上十天，確保沒有發燒的病例才能進港。就在桑德號抵達的當天，同樣來自哈瓦那的另外一艘船上發現五名黃熱病人，使得隨後的檢疫更為嚴格，港口外擠滿了等待進港的船隻。

桑德號船長希望儘快進港，便把負責檢疫的醫生請來，讓他為一名發燒的船員診斷，醫生診斷該船員得了瘧疾，要求將其隔離。為另一名叫約翰・克拉克的船員進行診斷時，雙方言語不和，發生了口角，克拉克怒氣沖沖地動起手來，嚇得醫生趕緊逃走了。就這樣，桑德號只花了幾個小時就通過了檢疫，進入紐奧爾良。

當天晚上，克拉克出現典型的黃熱病症狀，情況急劇惡化，兩天後死亡，緊接著是機械師湯瑪斯·埃利克特，死於五天之後。桑德號連續死了兩名船員，驚動了城裡的醫生，他們為埃利克特做了屍體解剖，證實他死於黃熱病。

就在桑德號經過檢疫的當天，田納西的衛生官員寫信給路易斯安那的有關部門，詢問黃熱病的情況，得到的回答是一切正常。在其後的兩個月內，紐奧爾良的港口檢疫還是很寬鬆，桑德號卸下糖後，又在紐奧爾良和哈瓦那之間跑了兩趟，每次都有幾位船員患黃熱病。

糖在紐奧爾良卸下後，被裝上在內河航行的船，逆流北上。七月十八日，波特號裝滿由桑德號運來的糖，駛進了密西西比河。

上游的孟菲斯，夏天來得比往年格外得早，酷熱了一陣，開始下雨，然後再度酷熱，極端天氣導致泥濘的街道上到處都是死動物。紐奧爾良出現黃熱病的消息已經傳到這裡，雖然還只是街頭巷尾的談資，但是，城市衛生部門卻不敢掉以輕心。

對於黃熱病，孟菲斯的醫學界有兩種看法，一種認為和霍亂是一類的，另外一種認為是每年夏天由鐵路帶來的。這兩種說法都難以被證實，於是孟菲斯的衛生部門決定兩手一起抓，從這兩個方面入手預防黃熱病。他們獲得了八千美元的經費，用於清潔城市，以至於當時的報紙宣稱孟菲斯是這個大陸現時最健康的城市。

一八七八年，美國對於傳染病的預防，還是只有兩個辦法，其一是清潔城市。雖然報紙上自吹自擂，但孟菲斯衛生當局資金有限，加上城裡的垃圾實在太多了，只把主要街道清理乾淨，就沒錢了，只好考慮採取第二個辦法：檢疫和隔離。

耽誤

檢疫和隔離是歷史流傳下來的老辦法，起源於十四世紀黑死病流行時。當時最先採取嚴格隔離辦法的是威尼斯，要求船隻進港前在港口外待一段時間，直到確定沒有鼠疫病人後才能進港。這個隔離期最初是三十天，後來改成四十天，「Quarantine」，隔離這個詞就是這麼來的。

這個辦法一直沿用到十九世紀，對於港口城市來說，確實是預防傳染病包括黃熱病的最好辦法，但對於船員來說，則是噩夢。商船在橫跨大西洋的過程中，船員發燒是常見的事，然而港口檢疫部門卻不管三七二十一，只要發現一人發燒就全船隔離。如果此人真得了高傳染性疾病的話，會很快在船艙中流行，導致船隻只能一直在海上航行，直到全船死光光。

到了十九世紀中葉，商人們對這種隔離辦法實在忍無可忍，因為貨物滯留海上，會讓他們承受巨大的損失，尤其是販運新鮮貨物的商人，經常因此血本無歸。在商人們的壓力下，港口檢疫部門經常睜一隻眼閉一隻眼，很多時候隔離的規定形同虛設。

鑒於這種狀況，一八七八年四月二十九日，國會通過隔離法，授權海軍陸戰隊醫院在港口城市實施強制隔離措施，但該法律幾個月之後才在各港口城市被落實。

因為有各種細節要解決，還要和州及縣市兩級執法機構溝通，所以美國新的聯邦法律實施起來通常都會有一個延遲期。人們對這種延遲已經習以為常，然而一八七八年春夏的這個延遲，卻導致了美國歷史上一場巨大的災難。

其實早在一八七八年三月狂歡剛剛結束時，孟菲斯便重組了市衛生委員會，成員包括三名醫生、警察局長和市長，主席是本城名醫羅伯特・米切爾。內戰時期米切爾是南軍田納西軍團某師的軍醫，在戰場上負傷，戰後和一位愛爾蘭裔女子結婚，在孟菲斯開業行醫，頗有聲譽。

孟菲斯那年的夏天格外炎熱，極有可能會出現流行病。因此七月初，委員會便開會討論如何對付這一年的疾病流行。米切爾一貫主張實行夏季隔離，一個月前，他向議會要求撥專款用於隔離遭到拒絕。這次會議上，他又要求委員會批准施行傳染病隔離制度，投票結果三比二，市長和警察局長投贊同票，而另外兩名醫生投了反對票。

約翰・厄斯金醫生反對的主要原因是五年前黃熱病流行時他注意到一個奇怪的現象，他工作過的一所監獄裡只出現兩例黃熱病，似乎是監獄那十五英尺的高牆擋住了黃熱病。

米切爾反駁道：您的意思是要本城居民都把院牆砌到像監獄那麼高？

厄斯金接著陳述了反對隔離的理由，他首先覺得來自紐奧爾良有關黃熱病的傳聞是空穴來風，其次覺得隔離會造成恐慌，從而影響航運和棉花交易，何況也沒有人證明隔離能夠預防黃熱病。會後，他聯合城裡幾名有影響的醫生簽署了一份申述，並在報上發表，試圖推翻衛生委員會的決議，這樣一來，便把有關隔離的爭議公開化了。

報紙上天天展開大辯論，一方面質問如果沒有黃熱病的話，隔離造成的巨大經濟損失由誰負責？另一方面說如果出現黃熱病的話，是不是由反對隔離的人來承擔責任？

反對隔離的聲浪越來越大，米切爾承受的巨大壓力，不僅來自同行，也來自城裡的官員們。七月十一日，他只得辭去衛生委員會主席職務。當時有四百多名支持他的人聯名挽留他，但米切爾去意已定。最終市長任命反對隔離的杜德利・桑德斯醫生接任主席一職。

七月二十七日，全國的報紙報導了紐奧爾良出現黃熱病的消息，衛生委員會終於決定施行隔離措施。可惜，已經太晚了。

隔離令下，雷厲風行。警方在鐵路線和密西西比河上的隔離措施落實得很好，水陸交通要道都被控制住了。

不出所料，隔離引起了恐慌，銀行被擠兌，商店提前關門，人們紛紛準備出逃，連動物都出現異常，開始逃離城市，唯獨蚊子越來越多。

七月二十九日下午，孟菲斯人冒著華氏九十度高溫，聚集在大街上觀看日食。四點二十八分，月亮遮住太陽，城市頓時陷入黑暗。在場的一位歷史學家心中突然湧現出不祥之感，因為他記得一七九三年費城黃熱病流行前，也發生過一次日食。

黃熱病果然已在八天前悄悄地出現。七月二十一日，本城一位女廚師的丈夫乘船前來探望妻子，在路上發燒了，但恢復了過來。他落腳的第二街二七九號住著總檢察長特納一家，幾天後，特納的兩個孩子也發燒了，其中一名死亡。七月二十五日，住在二七七號的一個人也發燒了。同時，警方發現在城南有人偷偷越過了隔離線。

七月底，波特號到達孟菲斯，厄斯金奉命上船檢疫，發現船上有四人死亡，還有一人正在生病，雖然船長辯解說都是因為天氣太熱的緣故，但最終波特號沒有獲得在孟菲斯停留的許可，只好繼續逆流而上，把黃熱病一直傳播到俄亥俄，直到全部船員逃離這艘鬼船。

八月一日，另一艘商船金色皇冠號到港，放下三名發燒的女乘客。船員威廉・沃倫到岸邊一家義大利酒館消遣，第二天早上沃倫發燒，厄斯金把他送進隔離醫院，三天後沃倫死亡。儘管有典型的黃熱病症狀，沃倫的病例還是未被衛生委員會報告。八月十三日，衛生委員會終於報告了第一例黃熱病病例，死者是沃倫去過的那家義大利酒館的女老闆，酒館被封閉了。八月二十三日，孟菲斯衛生委員會宣佈黃熱病流行，距米切爾提出隔離建議整整兩個月。

死城

孟菲斯人紛紛外逃，火車票天天漲價，最高時一列火車的車票總額達三萬五千美元，火車沿線飲用水的價格達一美元一杯，而當時的平均工資也不過一美元一天。沿途村鎮對於孟菲斯人一概不接納，敢硬闖者格殺勿論。

有錢人包括大部分政府官員都跑了，和當年的費城一樣，城裡只剩下沒錢逃命的窮人，孟菲斯面臨著和一七九三年費城同樣的處境。城市人口從七月底的四萬七千多人下降到九月份的一萬九千人。

這一萬九千人中，有一萬七千人患黃熱病。孟菲斯成了地獄。

所有的店鋪都關了門，大街小巷停滿了棺材，空氣中只有消毒劑的味道。孟菲斯市政官員向海德總統求助，但總統能做的只是安慰。九月二日，市長福利平再次給總統發電報求援，得到的還是安慰，四天後，市長也得了黃熱病。

絕望之中，為對付黃熱病流行而成立的哈沃德協會把醫生和護士們組織起來，請一個多月前辭去衛生委員會主席之職的米切爾出任醫學總監。

癱瘓的孟菲斯，日常生活靠教會救濟在維持，對付黃熱病只能靠哈沃德協會。協會的絕大多數醫生都住在城裡唯一一家依舊開門的旅館中，每天早上，醫生們被安排到各個街區，每天要看一百到一百五十名病人。

米切爾給出的療法是先排便，洗腳和發汗，然後用威士忌擦澡，吃奎寧，讓病人保持安靜。這個療法和拉什的放血療法一樣有害，比如用於排便的藥物含有水銀，很容易造成水銀中毒，奎寧是專治瘧疾的，對黃熱病無效，如果服用過量的話，會出現和黃熱病一樣的症狀。報紙上還登出了其他治療辦法：保持冷靜！不吃專利藥，不喝威士忌！照常生活和工作，盡可能地大笑。所有的辦法基本上都是無效的。

除此之外，米切爾還面臨醫生奇缺的困境，但他又不得不把北方來的志願者攔在城外，請他們返回，因為這些人進城三天後肯定由醫生變成病人，反而增加了負擔。每天晚上，疲憊的醫生們聚集在一起，交換治病的心得，試圖找到征服黃熱病的辦法，但一切都是徒勞的。

九月十一日，冷空氣來臨，給人們以希望，但死於黃熱病的人卻越來越多，包括不少醫生和神職人員。厄斯金死於九月十七日，導致孟菲斯衛生委員會停止工作直到十月中旬。哈沃德協會的三千名以黑人為主的護士殉職者眾多，一百一十名醫生有五十四名得病，殉職三十三人。黃熱病流行開始時組成的公民自助委員會的二十名成員，只有三個人活了下來。

面對死亡，孟菲斯人在絕望中堅持。

十月二十八日，天氣變得更冷，黃熱病發病率終於下降了，一個月後，城市慢慢恢復活力，棉花貿易重新開始，商店也陸續重新開張。

美國歷史上最嚴重的一場瘟疫終於結束了，這次瘟疫流行中孟菲斯死於黃熱病的人數超過五千人，雖然和一七九三年費城流行黃熱病時的死亡人數相當，但流行期間孟菲斯卻只有不到兩萬人，死亡率將近三分之一。整個密西西比河流域死於黃熱病的人數高達兩萬人，經濟損失超過兩億美元。

十二月十日，引起這場大流行的桑德號於大西洋上沉沒，只有兩名船員倖存，包括船長在內的其他船員全部葬身大洋。

黃熱病結束了，像八十多年前的費城人一樣，孟菲斯人也想盡力忘掉這場噩夢。但是醫學界已經和八十多年前不一樣了，這一次他們不會還忘，因為就在過去的八十年間，醫學走出了黑暗的坑道，準備迎接光明。

探索黃熱病的歷程開始了。

由於國會處於休會期間，來自孟菲斯的議員直接向海德總統要求，聯邦政府不僅應該進行救濟，而且要成立專家委員會徹底研究黃熱病的來龍去脈。

最終成立了由十五名醫生組成的專家委員會，醫學總監約翰·伍德沃斯出任委員會主席，十五人中只有一名醫生來自孟菲斯，他就是米切爾。一八七八年十二月，專家委員會來到孟菲斯，舉行第一次會議，並在當地進行調查，次年一月，委員會在華府再次碰頭，向政府呈交報告。

委員會的報告指出，這次黃熱病流行呈現出巨大的種族差異。對於白人來說，死亡率為百分之七十，而對於黑人來說，死亡率只有百分之八。就孟菲斯的感染者而言，一萬四千名黑人中，只有九百四十六人死亡，而六千名白人中死了四千人，其中愛爾蘭移民死亡率最高。在紐奧爾良，死亡率最高的是兒童，尤其是五歲以下的兒童。根據這個結果，專家們認為奴隸貿易提供給黑人一定的基因抗病性，此外經過幾次黃熱病流行，人群出現了一定的免疫力。除了這些結論外，對於黃熱病究竟是怎麼傳播的，還是一無所知。

接下來，國會決定設立國家衛生委員會，這一決定竟引發了一場政治鬥爭。約翰・巴恩斯為一方，背後有陸軍醫療隊和公共衛生協會支持。巴恩斯是約翰霍普金斯醫院的奠基人，他創立的醫學總監圖書館後來成為國家醫學圖書館。他認為黃熱病屬於衛生問題，因此應該由公共衛生協會和陸軍醫療隊來控制國家衛生委員會。另一方是伍德沃斯和海軍陸戰隊醫院，認為應該採取嚴格的隔離措施來預防黃熱病，因此應該由海軍陸戰隊醫院來控制國家衛生委員會。

巴恩斯、伍德沃斯和米切爾一樣參加過內戰，巴恩斯是北軍波托馬克軍團的軍醫，伍德沃斯和南方的淵源更深，他是田納西軍團的軍醫。因此北方的政治家支持巴恩斯，他們不希望黃熱病的預防措施影響經濟。南方政治家支持伍德沃斯，他們只希望再也不要出現第二次孟菲斯大流行了，似乎伍德沃斯的嚴格隔離方法更能夠做到這一點。

政治鬥爭的結果是北方勢力獲勝，巴恩斯一派控制了國家衛生委員會。十一天後，伍德沃斯自殺。他是第一個因黃熱病而死的專家，但不是最後一個。

二十年依然是個謎

除了以往流行的統計數字之外，黃熱病專家委員會並沒有取得任何進展，而海德需要的是一個肯定的答案。國家衛生委員會成立後做的第一件事，就是到黃熱病的源頭，去尋找答案。

近幾十年的歷次黃熱病流行，病原都來自古巴，因此國家衛生委員會便組織了一批專家到古巴去研究黃熱病，這項研究被稱為哈瓦那黃熱病行動。一八七九年，來自紐奧爾良、陸軍醫療隊和海軍陸戰隊醫院等機構的幾名美國專家抵達哈瓦那，西班牙政府也為哈瓦那黃熱病行動派出了協作專家，名叫卡洛斯．芬利（Carlos Juan Finlay）。

芬利生在古巴，他父親是一名蘇格蘭醫生，在古巴定居行醫。芬利畢業於費城的傑弗遜醫學院，畢業後回到哈瓦那當醫生。芬利的父親很喜歡旅行，帶著芬利到過很多地方，因此他能夠講流利的英語、法語、西班牙語和德語，還能閱讀拉丁文。芬利發表過很多論文，其中有四十多篇是有關黃熱病的。在研究中他形成了自己的看法：黃熱病有一個中間宿主。這個觀點是劃時代的。

芬利能夠形成這個觀點得益於兩件事。一是微生物學的建立，人們走出了流行兩千多年的體液說，用嶄新的眼光看待疾病，對於芬利來說，黃熱病不再是空氣中的什麼東西造成的，而是由某種病菌引起的。根據他的觀察，黃熱病不是簡單地從一個病人傳給另外一個病人，而是有一種東西在人之間傳播。二是他讀到的發表於三十年前的一篇文章。一八五〇年，美國阿拉巴馬的一名醫生、阿拉巴馬醫學院的創立者約書亞・諾特在論文中指出，池塘抽乾後黃熱病就不見了，結合拉什在診斷第一個黃熱病病人時記錄的病人身上的紅點，諾特意識到那是被蚊子叮的。

當時雖已經出現了蚊子傳播瘧疾的理論，但諾特關於蚊子傳播黃熱病的理論卻根本就沒有引起任何反響。當時人們還沒有意識到那麼小的東西能夠殺死人，而且諾特沒有做任何試驗，只有推論。一八五三年黃熱病又出現了，諾特的四個孩子死於黃熱病，幾年後剩下的兩個孩子死於內戰。

一八七八年孟菲斯黃熱病大流行，使得芬利下了決心：研究蚊子。

哈瓦那黃熱病行動專家組在古巴待了三個月，調查古巴黃熱病的流行情況，分析病人組織和血液中的病理變化，美國專家們和芬利合作得很好，但對於他的中間宿主理論並不感興趣。在沒有什麼重大發現之後，專家們返回美國。

但是，芬利對黃熱病的研究興趣被激發。在哈瓦那黃熱病行動研究的基礎上，芬利進行了更深入的研究。他發現黃熱病病人出血很常見，說明血液中存在著病原。那麼什麼東西能把病人的血液傳給健康人？

諾特和其他人的蚊子宿主說正好能解釋這一點，也能夠解釋為什麼黃熱病總是在夏天流行。芬利選擇黃熱病流行區最常見的埃及斑蚊為研究對象，發現埃及斑蚊在吸完血後，會馬上尋找下一個宿主，這樣便會很快傳播黃熱病，又和臨床現象吻合了。

一八八一年，芬利做了一個今天看來很不道德的試驗，他抓來蚊子，讓牠們叮咬黃熱病病人，然後再去叮咬正常人，結果百分之二十的健康人得了輕微黃熱病。

八月十四日，芬利在古巴皇家醫學院報告了自己的發現，沒想到引來一片反對的聲音，不少人根本不認可他的報告，並認為他為了證實自己的理論編造實驗結果。芬利因此被醫學界拒之門外，但他沒有氣餒，繼續獨自研究黃熱病。

在美國，孟菲斯人開始擔心黃熱病會捲土重來。過去十年間，由於官員貪贓舞弊，致使市政府欠下五百萬美元債務。一八七八年流行後，大批有錢的白人離開，城裡只剩下黑人和不交稅的移民。這場大瘟疫，徹底改變了孟菲斯甚至美國南方的人口結構。

一八七九年，國家衛生委員會雇用紐約的一名工程師喬治・沃靈來清理孟菲斯。沃靈曾是北軍上校，在內戰中到過孟菲斯。他的辦法很簡單：修水管，一方面把污水排出來，另一方面提供乾淨的飲水，而且將排汙管和飲水管分開。這套水處理系統非常成功，引起全國的仿效。

按當年的理論，這套飲水系統為的是將邪惡的空氣和疾病排出城去，但它還有一個當時人們沒有意識到的益處。由於有了這套水處理系統，孟菲斯城裡蚊子孳生的環境大大地改善了。

一八七八年黃熱病大流行成為美國歷史上最大的一場瘟疫，和厄爾尼諾現象也有關聯。一九〇五年紐奧爾良再次流行黃熱病時，並沒有往北傳播，一個重要原因是那年沒有厄爾尼諾現象存在。

二十年又這樣過去了，黃熱病依舊像謎一樣存在。

古巴之病

孟菲斯黃熱病大流行整整二十年後，美國和西班牙為了古巴開戰。

一八九八年二月十五日晚九點四十分，美國海軍緬因號在哈瓦那爆炸，以海軍部助理部長羅斯福為首的海軍強烈要求和西班牙開戰，總統麥金利（William McKinley）的智囊漢那對此表示反對，兩人從此由盟友變成政敵，改變了美國政壇的格局。

總統最終下令開戰，這場戰爭成為美國最受歡迎的戰爭，只有六分之一的軍人參加了戰鬥，超過二十萬名志願者從各地聚集到軍營，等待上前線。美國只用了一百一十三天就結束了戰鬥，從西班牙手中拿到關島、菲律賓和波多黎各，加上對古巴的控制權。對於美國來說，這是一場穩操勝劵的戰爭。

從獨立戰爭、美法準戰爭、第二次美英戰爭、墨西哥戰爭到美西戰爭，美國完成了大國崛起之路，徹底將歐洲列強的勢力趕出北美，兌現了門羅宣言關於歐洲列強不得干預美洲事務的誓言，從此美洲大陸再沒有能夠威脅美國的勢力。

美西戰事一起，海軍部助理部長羅斯福馬上辭職，組建美國第一志願騎兵團，在古巴衝鋒陷陣，被提名為榮譽勳章候選人，但最終並沒有獲得勳章，原因是他的一封揭露部隊中疾病流行的信被公開發表。美西戰爭中，美軍只有三百八十五人戰死，但有超過兩千五百人死於黃熱病，羅斯福就是因為揭發這個事實而得罪了人。直到二〇〇一年六月，羅斯福才獲得克林頓總統追授給他的這枚遲到的勳章。

美國陸軍登陸古巴後，軍中流行黃熱病，這樣一來美軍只能繼續待在古巴，直到黃熱病得到控制，連寄往美國的信件都得消毒，各口岸也建立了隔離病房，隔離回國的軍人。對於美國來說，古巴的戰事必須儘快結束，否則會像當年法軍一樣，整個大軍都被黃熱病吞沒。好在西班牙也沒有能力扛下去，因為之前四年，有超過一萬六千名西班牙軍人患黃熱病。

戰事結束後，麥金利總統派沃靈到哈瓦那，希望借助他清理孟菲斯的經驗來清除哈瓦那的黃熱病。在古巴調查了兩週後，沃靈回到紐約，對整治哈瓦那很有信心，然而就在這時，他病倒了。

一位醫生被叫到沃靈的臥室，診斷後沃靈抱怨道：「醫生，我必須起床，總統在等這份報告。」

「上校，您得了黃熱病。」

二十四小時後，沃靈死於黃熱病。

美西戰爭開始後，密西根州執安醫學院的院長維克多・沃恩當即自願參戰，於一八九八年六月二十七日隨軍登陸古巴，在為羅斯福贏得榮譽獎章的聖地牙哥戰役中，他和其他十一名醫生一共救治了一千六百多名傷病員。

有一天為所有傷患包紮完畢後，沃恩累得倒頭便睡，卻在熟睡中被人喚醒，跑到病房中一看，有人染上了黃熱病。他們馬上建立了臨時黃熱病院，當天就住進三名病人，第二天增加到三十人，到戰爭結束時，這家臨時黃熱病醫院一共治療了將近一千四百名病人。

第一例黃熱病出現一週後，沃恩突然覺得後背劇痛，以至於難以行走。沃恩知道發生了什麼事，他回到帳篷裡躺下，拿起筆來給妻子寫了一封信，告訴她自己將被派到古巴內陸執行任務，因此有一段時間她不會收到信，然後請有關部門不要公佈自己的情況。辦完這兩件事後，他掙扎著來到一間黃熱病病房，裡面住著五十多個病人，沃恩走到一張病床邊，自己躺了上去。

為了安慰他，同事告訴他他患的是瘧疾，但沃恩知道自己感染了黃熱病，而且已經考慮到了最壞的後果。接下來的一週內，他的病情更加嚴重。但他還是靠著頑強的求生意志挺了過來。痊癒後，沃恩減少了六十磅體重，而且極度衰弱。

上級原本計畫把他送回美國，但沃恩堅持留下，認為自己已經具備了對黃熱病的免疫力，更應該留在古巴。見無法說服他，上級只得以沒有其他醫生能夠陪同其他黃熱病患者乘船回美國為由，將沃恩騙回美國。可八月份剛在紐約上岸，他就發現一封早到好幾天的醫學總監的信，命令他重返古巴。

決戰時刻

黃熱病的流行，給了美國政府巨大的壓力，軍方以非常遲緩的速度，終於做出了反應：成立傷寒行動小組，研究軍營中疾病流行的情況。沃恩算美國醫學界有頭有臉的人物，又有在古巴的經歷，按理說應該是領導傷寒行動的最佳人選，但醫學總監喬治・斯滕伯格並沒有選他為組長，而是任命了沃爾特・里德（Walter Reed）。

一八九三年，斯滕伯格就任醫學總監，在華盛頓建立了陸軍醫學院，晉升里德為少校，出任陸軍醫學院細菌學教員，並接替畢林斯擔任陸軍醫學博物館館長。里德和斯滕伯格一樣是軍醫，長年在邊疆各營地執行任務。除此之外，他和斯滕伯格一樣不是一位單純的醫生，而是一位科學家，是十九世紀末那一小撮美國科學精英中的一員。斯滕伯格認為，要徹底瞭解黃熱病，不能靠臨床醫生，而要靠科學家。不僅要靠科學家，而且要靠具備軍人氣質的科學家。

里德正是這樣的人。斯滕伯格慧眼識英雄，人類與黃熱病終於到了決戰時刻。

里德是維吉尼亞人。維吉尼亞出軍人，但他的父親是一位窮牧師，里德是最小的孩子，從小隨父親從一個窮教區搬到另外一個窮教區。內戰的時候他的兩個哥哥參軍，其中一位丟了一條胳膊。

因為他的哥哥們也是弗大學生，弗州大學因此專門為里德開了先例，允許他十五歲入學。一年以後里德向學校要求改學醫學。當時最受歡迎的是藝術碩士學位，但里德家沒錢，只能去攻讀當時的冷門。學醫有預科的要求，里德沒有達到，因此學校拒絕了他的請求，但答應如果他能夠通過醫學學位考試，就讓他畢業。接下來的九個月內，里德每天只睡三到四個小時，忘我地學習，最終通過考試，成為維州大學歷史上最年輕的醫學畢業生，當年他只有十七歲。

畢業後，里德來到紐約，在當時著名的教學醫院貝爾維尤醫院學習，獲得了第二個醫學學位，隨後在紐約行醫。當年，在醫生這一行往上爬靠的是家裡的關係。里德是窮牧師的孩子，而且還是南方人，很難在北方的醫學界有所發展。在一次回北卡探親時，他遇見了未來的妻子艾米莉，於是便回到南方尋找機會。

里德在南方也沒有好的境遇，只好申請去當軍醫，最終他從三百多名競爭對手中脫穎而出，成為最後被錄取的三十多人之一。其後十幾年，他一直在各個營地當軍醫，妻子生了一兒一女，他們還收養了一個印第安小女孩。

就在里德隨軍四處奔波時，美國的醫學界發生了翻天覆地的變化，師從柯霍的威廉・韋爾奇來到剛剛成立的約翰霍普金斯大學建立了研究室，從此美國有了真正的醫學研究機構。一八八四年，韋爾奇的實驗室開始招人，威廉・奧斯勒、威廉・霍爾斯特德、西蒙・弗萊克斯納，此外還有斯滕伯格親自選拔的里德，這幾位成為美國科學研究的一代精英。

里德並沒有一直待在霍普金斯，而是再一次上前線，在和印第安人的戰爭中治療傷病員，直到一八九三年才重新回到華盛頓，接著又在華盛頓和巴爾的摩之間奔波。

斯滕伯格給里德的命令是讓他和沃恩、愛德華・莎士比亞共同調查美西戰爭之後的傷寒情況，里德之所以出任組長，是因為他長期待在軍中，知道怎麼對付那些軍官。他們走訪了各軍營，提出新的消毒辦法。傷寒計畫結束後，沃恩回到了原來的生活，從醫學界消失，直到一九一八年大流感時才再次出現。可是里德卻另擔重任，一直在探索引起黃熱病的元兇。

里德對於黃熱病並不陌生，小時候他就聽說過「黑嘔吐醫生」的事。內戰期間，肯塔基的魯克・布萊克本醫生試圖將黃熱病病人的衣服運到北方各大城市傳播黃熱病，還計畫污染紐約的飲水並焚燒城市。此計不成，他又將一車黃熱病病人的衣服送給林肯，企圖謀殺總統。戰後，布萊克本並沒有因此受到懲罰，還參與了一八七八年孟菲斯黃熱病流行的防疫工作，後來被選為肯塔基州州長。

一九〇〇年，四十九歲的里德奉命抵達哈瓦那附近的哥倫比亞軍營。里德是前來調查電子消毒法的效果的，調查結束後，便會返回華盛頓。

哥倫比亞軍營是美軍在古巴的醫療基地，離哈瓦那六英里，營地裡修建了病房，並駐軍將近兩千人。在這裡負責黃熱病研究的是阿爾伯特・特魯比醫生。特魯比在來此之前從沒有見過一個黃熱病人，診斷完全靠本地的兩名醫生，其中之一便是芬利。

里德在特魯比參加陸軍醫學博物館考察委員會的入伍醫學考試時見過他，這是他們第二次會面。

除了特魯比之外，這裡還有里德的好朋友，西古巴的主任軍醫傑弗遜・基恩，另外一名醫生阿里斯蒂德・阿格拉蒙特在來古巴之前和里德共事。營地裡還有一間微生物學實驗室，負責人是三十四歲的傑西・拉齊爾醫生。拉齊爾相信芬利的蚊子理論，讓他感到高興的是，里德似乎也相信這種理論。

種種跡象表明，這一年可能又是古巴的黃熱病高發年。五月二十一日，醫學總監斯滕伯格上書華盛頓，要求成立研究古巴黃熱病的委員會。

一八九七年七月，英格蘭醫學雜誌發表了朱塞佩・聖阿雷利的論文，文中聲稱類黃疸桿菌是黃熱病的真凶。對此斯滕伯格很沮喪，他一直以解決黃熱病病原為己任，現在不僅被聖阿雷利搶先一步，而且病原竟然是自己發現的類黃疸桿菌。同時他又對這一結論十分懷疑，便下令里德和詹姆斯・卡羅爾展開調查。這件事還成了陸軍和海軍陸戰隊醫療系統之間爭論的由頭，因為後者支援聖阿雷利。

平靜之中

五月底，黃熱病又開始出現。六月二十一日，基恩前去看望一位患病的友人，他非常小心，一直待在病人的房間外面，可是五天後，他還是成為哥倫比亞軍營第一一八號黃熱病病人。

斯滕伯格馬上任命里德為黃熱病委員會主席，由他來挑選委員會的其他成員。早在四月從古巴返回時，里德就成竹在胸。他選擇的第一位成員和副手是卡羅爾，另外兩名成員是阿格拉蒙特和拉齊爾。

這個選擇永遠地改變了四個人的生活。

卡羅爾出生在英國的一個藍領家庭，比里德小三歲，他小時候的夢想是學工程，然後參軍。十四歲的時候卡羅爾陷入一場轟轟烈烈的戀愛，但以分手告終。懷著一顆破碎的心，他離家到了加拿大，到處做苦力，二十歲時來到美國，成為一名美軍士兵，二十四年後才變成軍官。

卡羅爾在軍隊中開始學醫，後來終於從馬里蘭大學畢業，然後申請去約翰霍普金斯大學進修細菌學和病理學，成為里德的助手。因為長期當大頭兵，他和里德是截然不同的兩種人，也和軍隊的大多數醫生不一樣，在別人眼中顯得粗魯，但他在細菌學研究上能夠把複雜的事情簡單化，而且和里德的關係也不錯。

三十二歲的阿格拉蒙特生在古巴，三歲時來的美國，被認為和很多古巴人一樣對黃熱病免疫。他和里德在約翰霍普金斯大學相識，在里德手下幹了幾個月後被派往古巴。拉齊爾先後畢業於哥倫比亞大學和約翰霍普金斯大學，畢業後赴歐洲，在巴斯德研究所學習，回國後成為約翰霍普金斯大學臨床實驗室的第一任主任，美西戰爭開始後從軍。

拉齊爾是阿格拉蒙特在哥倫比亞大學的同學，更重要的是，他是韋爾奇的學生，頗受韋爾奇器重。

組成黃熱病委員會的四個人是美軍細菌學的精英，他們各自的背景和經歷使得他們成為一個非常好的組合，可以說缺一不可。

就在基恩去看望生病友人那天，里德和卡羅爾抵達古巴，在此之前，里德沒有見過一名黃熱病病人，因此基恩成為他的第一例患者。好在基恩的病情不嚴重，病情平穩後被送回美國。

里德到達哥倫比亞軍營後，馬上召集黃熱病委員會其他成員開會，首先重複了醫學總監的命令，除了調查黃熱病外，也要調查包括瘧疾在內的其他熱帶病。幾位成員很受鼓舞，因為一旦查明黃熱病病原，將是這個團體一件劃時代的成就。

接著，里德開始分工。阿格拉蒙特去哈瓦那軍隊醫院，因為他有免疫力，不怕黃熱病。那裡有的是死於黃熱病的病人，他可以利用這個機會解剖屍體，並且繼續類黃疸桿菌說的調查。其餘三人待在哥倫比亞軍營，卡羅爾準備組織培養，拉齊爾用顯微鏡進行觀察，並繼續關於蚊子的研究。

在動身前往古巴之前，里德對斯滕伯格提起蚊子說，被斯滕伯格一口否定，不過里德並沒有徹底放棄，認為任何一種可能都值得研究。

沒想到這一年的黃熱病在郊區的流行很快結束了，沒有新的黃熱病病例，里德百無聊賴，便集中精力建設實驗室。拉齊爾乾脆把大部分時間用在蚊子研究上，他有很多機會深入疫區，每到一地，就把當地醫院或病房裡的蚊子抓回來，用黃熱病病人的血餵養，記錄觀察到的情況。

這樣的日子過得很慢，古巴正值雨季，每天下午下雨，弄得里德開始想家了。於是他便抽空去了一趟哈瓦那，看望兒子勞倫斯，他發現勞倫斯和自己相反，不愛研究，因此沒有送他去大學。勞倫斯索性參軍，被派到古巴，後來一直在軍中服役四十二年，以少將軍銜退役。拉齊爾也待得不耐煩了，計畫十月份回國度假，看望家人。

在等待回國的日子裡倒是有幾件讓人高興的事，其中之一是來自英國利物浦熱帶醫學院兩位醫生的來訪，他們來調查黃熱病是否由昆蟲傳播引起。六個月後，這兩名醫生在南非研究黃熱病時染病，其中一位身亡。

就在里德準備返回美國，繼續完成傷寒報告時，收到了阿格拉蒙特的一封電報。位於古巴最西部的軍營出現異常情況，阿格拉蒙特奉命前去調查。那裡的一名士兵死亡，初步診斷死於瘧疾，但進行屍體解剖後沒有發現瘧原蟲的跡象。阿格拉蒙特走訪了軍營醫院，發現很多病人在發高燒，但醫院根本沒有採取任何隔離措施，便馬上上報駐古巴主任軍醫，收到的指示是立即採取行動。

里德接到電報後立即動身，乘火車來到這裡。他和阿格拉蒙特一起對軍營的情況進行了調查，發現士兵的居住環境過於擁擠，而且軍營裡的醫生也沒有採取有效的消毒措施，從而導致疾病流行，他們把這一切上報給了醫學總監。

叮一口

離開之前，里德注意到了一個奇怪的現象。有八名犯了軍紀的士兵過去一段時間一直被關在禁閉室裡，和外界沒有任何接觸，可到了六月底，其中兩人死於黃熱病，其餘六個人和看守卻沒有任何得病的跡象，可見似乎有什麼東西從禁閉室的鐵欄鑽了進來，引起了黃熱病。

回到哥倫比亞軍營後，里德馬上與卡羅爾和拉齊爾商談，決定讓拉齊爾集中精力研究蚊子，卡羅爾和阿格拉蒙特繼續培養組織和解剖屍體。里德則返回美國，因為莎士比亞醫生突然死於心臟病，里德要回去幫助沃恩完成傷寒報告。六月三十日，里德離開古巴。

這次會議還做出一個決定，就是進行人體試驗。人類對抗疾病的歷史上，從來沒有停止過人體試驗，琴納的牛痘苗就是靠人體試驗獲得的成果，他甚至給自己十個月大的兒子感染天花，再先後六次給兒子接種牛痘苗，導致兒子身體和精神都出現了問題，於二十一歲去世。

人體試驗在今天看來存在著嚴重的道德問題，但當時人們覺得很正常。不過在多數情況下都是醫生們自己做志願者的。一八〇二年就有一位醫生吞食病人的嘔吐物，企圖讓自己得黃熱病。芬利也用自己的身體進行了人體黃熱病試驗。

斯滕伯格在自己身上進行過多項試驗，他和里德也曾於一八九五年利用幾家孤兒院的孩子進行天花疫苗的試驗。

對於黃熱病委員會來說，人體試驗不存在任何法律和道德問題，而且他們也不知道怎樣才能在健康人身上引起黃熱病。這麼多年過去了，那麼多研究都沒能夠提供答案，芬利的蚊子說已經問世了二十年，卻還是一種假說。里德等人對於能否解決黃熱病沒有一點把握，他們最樂觀的估計是要花一到兩年找到答案。

里德回美國後，黃熱病委員會的幾位成員突然覺得時間太充裕了，他們按照里德的指令分頭幹了起來。拉齊爾把實驗室搬到哈瓦那後專程拜訪了六十五歲的芬利，芬利給他提供了蚊子卵。拉齊爾詳細瞭解了埃及斑蚊的生活習性，為人體試驗做準備。

試驗首先要有志願者，阿格拉蒙特具備免疫力，卡羅爾一直待在哥倫比亞軍營培養細胞，能做志願者的只有拉齊爾自己了。

八月十一日，拉齊爾和另外一名醫生讓餵過黃熱病病人血液的蚊子叮咬了自己，但沒有任何異常發生。他又在其他幾位志願者身上進行了試驗，還是一無所獲。拉齊爾灰心了，打算放棄蚊子研究。

八月二十三日，拉齊爾寫信給在美國待產的妻子，表達了自己的沮喪。兩天後，他收到消息，得知妻子生下了一個女兒，心情變得好起來。

八月二十七日，早上拉齊爾在哈瓦那的實驗室裡做實驗，快到中午的時候，該做的事情已做完，因為打算趕回哥倫比亞軍營，他不得不麻利點，否則在路上就要淋雨了。拉齊爾不打算把裝了蚊子的玻璃管放回實驗室，而是把它小心地包好後隨身攜帶，他注意到有一隻十二天前餵了黃熱病病人血液的母蚊子拒絕飲血。

回到哥倫比亞軍營，拉齊爾趕到實驗室，卡羅爾照樣在實驗室裡忙碌著，拉齊爾又觀察了那隻母蚊子，告訴卡羅爾，這隻不飲血的蚊子明天就會死去。卡羅爾挽起袖子，自願供血。拉齊爾打開玻璃瓶，倒扣在卡羅爾胳膊上，但那隻蚊子還是死死地貼在瓶壁上，卡羅爾非常耐心地將牠彈下來，那隻蚊子慢慢地叮進了他的胳膊。

卡羅爾對黃熱病一直很有戒心，這次獻血只是為了維持拉齊爾那只蚊子的生命，根本沒有想到會被感染。

兩天後，他們倆和阿格拉蒙特一起在哈瓦那的實驗室裡工作，那隻蚊子已經恢復了健康，拉齊爾繼續用黃熱病病人的血液餵牠。下午，三人乘馬車離開，阿格拉蒙特半途下車，徒步往醫院而去，拉齊爾和卡羅爾繼續乘車回哥倫比亞軍營，一路上卡羅爾顯得很安靜。

當天，卡羅爾和其他軍官一起到海裡游泳，海水很暖，卡羅爾卻突然感到一陣寒涼，旁邊的一位古巴醫生脫口而出：「黃熱病！」

卡羅爾回敬道：「別冒傻氣，不可能的。」

拉齊爾聞訊後又驚又喜，喜的是他餵養的蚊子很可能引起了黃熱病，驚的是染病的是他的同事。他趕緊通知了阿格拉蒙特。

阿格拉蒙特於次日趕到哥倫比亞軍營，一進實驗室就看到卡羅爾試圖在顯微鏡下從自己的血中找到瘧原蟲，但是對於見過很多黃熱病病人的阿格拉蒙特來說，卡羅爾的症狀太典型了，而且他的症狀發展得很快，被送進醫院後體溫達到華氏一百零五度。他已經四十六歲了，對於四十歲以上的病人來說，黃熱病的致死率很高。

就在這一天，加勒比海陷入風暴，那個週末，大約八千人因此喪生。

卡羅爾如一片落葉，在暴風中飄零。

就是蚊子

拉齊爾還是信心不足，不敢相信是蚊子引起了卡羅爾的黃熱病。他檢查了一下自己的紀錄，發現被那隻蚊子咬了之後，卡羅爾又走訪了兩家醫院的黃熱病病房，還到過解剖室。除此之外，還有其他幾次接觸黃熱病的機會，因此根本無法下結論。

拉齊爾一邊琢磨一邊拿著一根玻璃管，打算把這根管子裡的蚊子轉移到另外一根中去，這時一名士兵拿著試驗品走過來，拉齊爾開口打招呼。那名士兵似乎對他的試驗很感興趣，問道：「醫生，你還在做這種愚蠢的蚊子試驗？」

拉齊爾繼續折騰管子，答道：「是的，你打算挨一口？」

這名士兵和其他人一樣，根本就不相信這麼小的東西能致病，答道：「是的，我根本不在乎。」

拉齊爾問了一下情況，發現這名叫威廉・迪恩的士兵從來沒有在熱帶居住過，過去兩個月也從來沒有離開過軍營，是一個非常好的志願者。他叫來阿格拉蒙特幫忙，用此人進行了試驗。幾天後，迪恩出現黃熱病症狀。

卡羅爾雖然一直高燒，但沒有發生黑色嘔吐，醫護人員只給他吃流食。經過一個多星期，卡羅爾總算脫離了危險期。迪恩也恢復過來。

在此期間，里德每天得到報告，總算鬆了一口氣，雖然還不能十分肯定蚊子會引起黃熱病，但委員會決定不再讓黃熱病委員會成員參與人體試驗，因為里德還在美國，阿格拉蒙特對黃熱病的免疫力也只是推測，如果再有一名成員倒下，黃熱病委員會就癱瘓了。

可是，拉齊爾心裡另有主意。

九月十三日，拉齊爾在哈瓦那醫院的黃熱病病房裡，讓自己餵養的一隻蚊子吸取一名黃熱病病人的血液。埃及斑蚊很敏感，拉齊爾小心翼翼地把管子放在病人的肚子上。

過了一陣，他聽到一陣嗡嗡聲，感覺胳膊被什麼東西刺了進去，扭頭一看，是一隻蚊子飛過來吸血。拉齊爾想用管子扣住蚊子，但這樣的話，正在吸病人血的那隻蚊子就會停止。他決定不管胳膊上的蚊子，這隻蚊子吸飽了血後，又飛走了。

在拉齊爾九月十三日那一天的筆記裡，並沒有寫下這名黃熱病病人的名字，而只是稱他為「老鼠一號」。

接下來的幾天內，拉齊爾的身體狀況沒有異常，他繼續自己的蚊子試驗，每天給卡羅爾和迪恩驗血。但他漸漸喪失了食欲，試圖借助工作忘掉頭痛。九月十八日，拉齊爾徹夜難以入睡，連夜把關於蚊子的研究資料整理好。次日早晨，他身上出現典型的黃熱病症狀，住進病房。

卡羅爾已經能夠行動了，他艱難地來到拉齊爾的病房，被眼前的景象驚呆了。拉齊爾已經到了黑色嘔吐前期，在意識喪失之前，他告訴卡羅爾和阿格拉蒙特那隻飛來又飛走的蚊子的故事。

里德於九月二十日收到消息，陷入深深的自責之中，因為他的助手相繼被黃熱病擊倒，而他卻遠在安全的華府。

九月二十五日晚八點四十五分，拉齊爾死於黃熱病，年僅三十四歲。

軍方原本計畫悄悄地安葬他，但同事們堅持拉齊爾應該享受最高規格的葬禮。全軍營的人以及很多客人參加了葬禮，大家一概白衣，為拉齊爾送行。黃熱病委員會只有卡羅爾一人在場，里德尚在華府，阿格拉蒙特在紐約公幹。

拉齊爾的妻子一直不知道情況，一心盼著十月份丈夫回美國一家團聚。九月二十六日，她收到一封簡短的電報：拉齊爾醫生死於晚八時。十月四日，里德抵達哈瓦那。

和兩個月前他離開此地時的情況截然不同，古巴的黃熱病研究進入一個新階段，代價是他的一位朋友兼助手的生命和另外一位朋友兼助手的健康。和里德一起回來的還有年輕的羅伯特・庫克醫生，他是負責古巴西部軍營的醫生，因為里德上次的調查差點丟了職位，是里德給了他第二次機會。

回到哥倫比亞軍營後，里德馬上去看望卡羅爾，儘管接觸黃熱病已經一個月了，卡羅爾的身體還是非常虛弱，而且患上了憂鬱症。

接下來，里德便不知疲倦地整理材料，因為美國公共衛生學會定於十月二十三日舉行年會，醫學總監為里德安排了一場報告。整理完後，里德返回美國，在年會上宣讀了在古巴的初步發現，醫學總監馬上將之送到費城醫學雜誌上發表。這篇論文批駁了聖阿雷利的細菌理論，指出蚊子是傳播黃熱病的中間宿主。

論文發表後，受到了不少指責，認為里德只有一例比較可靠的病例，就是迪恩，卡羅爾和拉齊爾都不應該計算在內，因為他們有很多接觸黃熱病病人的機會。里德也已經意識到了這一點，離開古巴之前，他獲准花費一萬美元修建一個蚊子研究基地，並將其命名為「拉齊爾軍營」。

十一月五日，里德三臨古巴。

在離開期間，阿格拉蒙特已經為拉齊爾軍營找好了地點，那裡離黃熱病醫院和哥倫比亞軍營不遠，是阿格拉蒙特一位朋友的私產，以每月二十美元的租金租給他們。

修建營地的同時，里德仔細地閱讀了拉齊爾留下的日記。

拉齊爾留下兩本日記。一本大的，還有一本小的。大的那本當古巴的黃熱病研究結束後就從里德的辦公室消失了，一直到五十年後才重新出現。小的那本則迄今沒有出現。

為什麼？

因為里德在仔細研究拉齊爾的日記之後發現他並非如他所說是被那隻飛來飛去的蚊子咬成黃熱病的，而是有意讓自己感染黃熱病的，這是一種醫學上的自殺行為。如果真是這樣的話，拉齊爾的家屬就不能拿到保險金。

里德和黃熱病委員會的其他成員沒有說出他們的猜測，而是做出一個決定，讓這個秘密和他們一起被埋進墳墓。同時暗下決心，為了拉齊爾，也為了他們自己，必須找到答案。只有找到答案，才能夠控制黃熱病。

成功

鑒於天氣轉冷，蚊子越來越少，里德首先要解決蚊子飼養問題。他從美國國內訂購了大批瓶子管子和大量關於黃熱病的書籍。到了晚上，大家按軍中慣例開始玩牌時，里德時不時會喊起來：「來看看一七九三年費城的黃熱病是怎麼回事吧。」於是大家只好放下牌，跟里德一起研讀黃熱病的歷史。瓶子管子到了以後，里德又派大家出去抓蚊子。

十一月中旬的一天晚上，風暴光臨古巴，里德收集的蚊子全被吹到了海裡。大家勸他等一等，因為天氣還會轉熱，蚊子還會多起來，但里德不願意等，雨剛停，就叫大家一起出去找蚊卵。這群人從水中把蚊卵找回來，仔細地挑揀，然後培養。

風暴過去了，營地也建好了，為了確保不被污染，所有裝備用品都原封不動地從美國直接運到拉齊爾軍營。志願者挑選得也很仔細，除了一個人外，都在三十歲以下，不僅非常健康，而且願意為科學做貢獻。因為當時軍隊之中，死於疾病的人遠遠多於死於戰場的，所以軍人們認為參加對抗疾病的科學研究也是職責所在。

因為蚊子傳播理論還沒有得到證實，營地裡另闢了一處房子專門用於志願者和病人衣物接觸，這裡被封閉起來，不讓蚊子進去，以便試驗接觸病人衣物和嘔吐物是否能感染黃熱病。庫克醫生和兩名志願者住進這裡，兩名志願者各獲得一百美元的報酬，庫克拒絕接受任何酬勞。

里德繼續尋找適合參加試驗的志願者。一天早上他剛剛起床，發現門口站著兩個人，一位是士兵約翰・基辛格，另外一位是退伍後留在軍營工作的約翰・莫蘭。莫蘭留在軍營，是希望掙夠錢好上醫學院，聽說給里德做志願者能掙不少錢，便打算報名。基辛格和他同屋，卻力勸他無償參加。兩人一起來到里德面前，要求當志願者，讓里德非常感動。

其他的志願者都是在營地裡幹活的新到古巴的移民，他們參加試驗就能夠獲得一百美元，如果染上黃熱病的話還能再得一百美元。軍方與大家簽署了合同，便開始試驗。到十一月底，每位志願者都被吸食過黃熱病病人血液的蚊子咬了一到兩次，但沒有一人被感染。

十二月五日，基辛格自願第三次被蚊子咬，這次用五隻不同的蚊子進行試驗，其中至少有一隻吸食過發病頭三天的黃熱病病人的血。三天後，他突然發病，雖然死裡逃生，但終身行動不便，而且還留下了精神問題。接下來的一週內，志願者中又出現三例黃熱病病人。

原來，時間是非常重要的。

這樣一來，那些新移民志願者全跑光了，哈瓦那謠言四起。住在封閉的消毒房中的庫克等人更是處於精神崩潰的邊緣，十二月十九日不得不把他們換出來。最後，接觸病人的幾批志願者中沒有一例黃熱病，證明僅是接觸不能被傳染。

還有一種蚊子接觸對照試驗，莫蘭參加的就是此類，他和對照組的志願者住在同一間房裡，吃同樣的食物，但只有他被蚊子咬，結果也只有他成為黃熱病病人。

由於志願者都是健康的年輕人，加上精心護理，所有感染黃熱病的志願者都恢復過來，沒有出現一人死亡。

這一年的耶誕節，被里德形容為他一生中最快樂的一天，因為蚊子是黃熱病傳播的宿主終於被證實了。他和芬利等人共進聖誕晚餐。對於芬利來說這同樣是一生中最快樂的一天，二十年了，他的蚊子理論終於被證實。芬利也借此成為古巴最著名的醫生，於一九〇五年、一九〇六年、一九〇七年、一九一二年、一九一三年、一九一四年和一九一五年多次被提名諾貝爾獎。

接下來，里德向醫學總監請求進行血液試驗。蚊子這個傳播途徑被證實了，他要進一步證實病原存在於血液中，打算直接將病人的血液給健康人注射，看看會不會導致黃熱病，獲得批准。

第一名志願者被注射了兩毫升黃熱病病人的血液，四天後得了不致命的黃熱病。他的血液被抽出來，給第二名志願者注射了一．五毫升，兩天半後這名志願者出現典型的黃熱病症狀。第三名志願者被注射了零．五毫升剛剛死亡的黃熱病病人的血液，兩天後就發燒了。然後基辛格、莫蘭和另外兩名得過黃熱病的志願者也被注射了黃熱病病人的血液，但無一人發病，證明他們已經具備了免疫力。里德決定再做一例後便停止人體試驗，然後回美國，在實驗室裡分離病原。

一九〇一年一月二十四日，二十二歲的約翰・安德魯斯在實驗室裡非常忙碌，他的任務是飼養蚊子。就在這時，里德和卡羅爾走進來，一進實驗室，兩人就吵了起來，根本無視安德魯斯的存在。

本來兩週前就要開始的最後一例人體試驗因為沒有志願者而一直拖著，最近的一系列試驗表明，傳播黃熱病成功與否和時間很有關係，要在病人發病後的一定時間內進行試驗，否則就無法造成感染。里德實在等得不耐煩，決定自己當志願者。

但死裡逃生的卡羅爾堅決反對，因為一來里德有很多接觸黃熱病的機會，即便被感染，也不容易證明是注射血液引起的；二來里德比其他志願者大三十歲，黃熱病對年長者殺傷力很強，里德很可能會因此喪命。

里德願意當志願者，還有一個原因，就是為了驗證芬利的另外一個理論。芬利認為蚊子可以把黃熱病傳給下一代。但里德被第二代蚊子咬了不少次，卻一直沒有出現黃熱病症狀。如果芬利對了，說明自己已經具備免疫力，再被注射的話也不會被感染，否則就能證明這一理論是錯的。

兩人爭吵了半天，彼此都無法說服對方，里德甩手而去，決定第二天就進行試驗。

第二天安德魯斯來到實驗室，裡面只有卡羅爾。安德魯斯要求替代里德當志願者，卡羅爾拒絕了，因為要同時驗證芬利的理論，只有里德具備條件。安德魯斯告訴卡羅爾，為了養活蚊子，自己已被第二代蚊子叮過很多次了，用自己做試驗也能一舉兩得。

里德來了後，卡羅爾先把安德魯斯支走，勸說里德同意安德魯斯代替他做志願者。里德認真地問安德魯斯是否知道自己在做什麼，但對方態度十分堅決，說自己之所以願意冒生命危險，就是為了保護行動的核心——里德。

當天中午，安德魯斯被注射了一毫升黃熱病病人血液，然後被送到觀察室，到了那裡後，他做的第一件事是給母親寫了一封信，騙她說自己被派到騎兵團，要深入古巴內地，今後三週內沒有條件寫信了。當天，安德魯斯就感到頭痛，三天後渾身發冷，接著就發起燒來，經過診斷，他患上了嚴重的黃熱病。

里德又一次深深地內疚，因為病倒的原本應該是他。

十一天後，安德魯斯從鬼門關回來了。

但他的脊柱一直都有毛病，四十年後，他全身癱瘓，在位於華府的陸軍總醫院的病床上度過餘生。

這家醫院的名字叫「沃爾特・里德」。

滅蚊

里德的血液試驗證實了幾個問題：病毒不僅存在於蚊子的血液中，也存在於人的血液中。這樣就能解釋為什麼黃熱病會在夏天反覆流行，是人而不是蚊子使得黃熱病病原得以長期保存。

一九〇一年二月，在哈瓦那舉行的泛美醫學會議上，里德報告了試驗結果，嚴謹地證明了埃及斑蚊是黃熱病的傳播媒體。這場報告受到空前的歡迎，報告廳裡擠滿了人，連外面的過道也站滿了人。在美洲大陸橫行兩百年的黃熱病之謎終於被揭開，這次里德的報告受到與會專家和醫生的一致讚賞。

黃熱病的傳播途徑被發現，接下來就要看行動了。負責哈瓦那衛生事宜的是少校軍醫威廉・戈加斯。戈加斯是南方人，投考西點軍校被拒，才轉而學醫。他是里德的好朋友，跟里德在經歷和性格上很相似，不同的是里德是醫生從軍，戈加斯則是軍人學醫。里德側重於研究，戈加斯則注重實幹。

戈加斯在哈瓦那組織的滅蚊行動是歷史上最成功的衛生行動之一，他讓軍人們對所有的蚊子孳生地進行消毒處理，給池塘和河道裡放進吃蚊子的魚類，所有開放的蓄水物都要消毒或者蓋上，並挨家挨戶逐日檢查，登記所有的儲水用具，一旦發現蚊子卵就處以罰款。

這項行動受到當地人的強烈抵制，但戈加斯毫不動搖，行動開始半年之內，哈瓦那黃熱病絕跡，一九〇一年的夏天，是哈瓦那無疾的夏天。

古巴的黃熱病研究再次進入一個新的層次，胡安・吉特拉斯醫生根據里德的理論提出了新的假說。他認為古巴的孩子不是天生具備黃熱病免疫力的，而是因為得了溫和的黃熱病才獲得了免疫力。因此他希望通過讓人們得一場溫和的黃熱病以獲得終身免疫。此外他還有另外一個假設，認為里德成功的關鍵在於志願者只被蚊子咬了一次，才會得溫和的黃熱病。

但是，里德不同意這個假設，因為他的志願者們都被蚊子多次叮咬。

吉特拉斯沒有里德那麼幸運，參與他試驗的志願者中有三人死於黃熱病。其中一名是年輕的美國護士克拉拉・馬斯。馬斯只有二十四歲，她之所以參加試驗，是希望獲得終身免疫，以便更好地護理病人。馬斯死於一九〇一年八月二十四日，碰巧是拉齊爾在卡羅爾身上進行蚊子試驗的一週年日。馬斯先被蚊子咬了四次，沒有任何問題，是第五次被咬時才致命的。

吉特拉斯的試驗結果證明了有些蚊子攜帶的病毒是不致命的，有的病毒則是致命的。

馬斯之死，使得反對人體試驗的呼聲佔了上風，加上哈瓦那的黃熱病不再存在，軍方便終止了哈瓦那黃熱病計畫。

馬斯死後一週，卡羅爾重返古巴。

從黃熱病計畫接近尾聲開始，卡羅爾對里德的不滿就越來越嚴重，因為光環都集中在里德一個人身上，讓卡羅爾很是嫉妒。這次回古巴，他是為了找到黃熱病的病原。

拉齊爾軍營已經關閉了，卡羅爾就在醫院設立了實驗室，和吉特拉斯合作，他們將病人的血液過濾後再給志願者注射，導致了黃熱病。這個試驗證明黃熱病的病原不是細菌，因為細菌不能通過過濾膜。雖然當時還沒有病毒的概念，但卡羅爾實際上是第一位分離到人類病毒的人。

一九〇一年九月五日，里德奉命來到紐約州的水牛城，作為陸軍醫學部的官方代表參加美國公共衛生協會的年會，這場年會的主題是黃熱病，里德為此做了充分的準備，沒想到出現了意外。

次日，麥金利總統遇刺。

借著美西戰爭的勝利，麥金利與羅斯福搭檔，在一九〇〇年總統大選中大勝。

一九〇一年九月，泛美博覽會在水牛城舉行，麥金利也來到這裡，他的日程包括接受總統日這個榮譽、講演、看一下大瀑布，剩下的事情就是和群眾握手。握手是美國政客的日常生活，可是沒想到這次握手，遇見了一位歷史上最守秩序的刺客。

這位刺客叫利昂·喬爾戈斯，是個波蘭移民。此人本來很正常，可就在這年突然接受了無政府主義思想，還專程到芝加哥去見美國無政府主義頭目，受了一番教誨後打算有所行動。按照無政府主義的觀點，社會越沒人管越好，把總統殺了是實現無政府的第一步。

麥金利的日程在報上一登出，喬爾戈斯便早早來到水牛城，租房子先住下。九月五日，也就是里德抵達的這天他準備動手，到了會場發現人山人海，一共有五萬多人在場。他一看等總統握手的隊那麼長，估計輪不到自己，只好回去了。

第二天喬爾戈斯早早來排隊，用厚厚的紗布把一隻手綁上，裝成受傷的樣子，裡面藏著一支手槍。輪到他了，麥金利一看，這人有傷，馬上做出十分關心的樣子伸出手來，卻收到兩顆子彈。

麥金利曾在戰場上出生入死，要是冷不防衝出一個刺客，他也許能閃開，可萬萬沒有想到天底下還有排長隊按部就班來行刺的，結果喬爾戈斯一槍打中他的胸部，一槍打中肚子。醫生馬上開刀，把胸部的子彈取了出來，可是沒找到腹部的子彈，吸取加菲爾德總統遇刺後感染而死的教訓，醫生決定先把傷口縫合起來。

總統就在本地遇刺，所有事情亂作一團，公共衛生學會的年會只能先拖延著。

總統的傷勢開始還很穩定，沒有出現感染，但不久就惡化起來，因為第二顆子彈在體內引起潰爛，總統沒有挺過去，於九月十四日去世。副總統羅斯福繼任，成為美國歷史上最年輕的總統。

為某件事而生

這件事告一段落之後，公共衛生學會的年會才得以舉行。九月十六日大會開幕，主席首先表彰了沃靈和拉齊爾，然後由里德作報告。報告剛結束，馬上就有人站起來反對。這個人是剛剛從麥金利葬禮上趕回來的御醫尤金・沃斯代恩。

沃斯代恩是美國的名醫，在黃熱病問題上，他是聖阿雷利的支持者，曾被麥金利任命為驗證聖阿雷利理論的委員會成員，他也是為總統開刀的醫生之一。

總統術後死亡，已經讓沃斯代恩很沒面子了，事後的屍檢結果更讓他顏面掃地，因為他認為刺客的子彈是有毒的，總統因為中毒而死亡，事後證明不是那麼回事。沃斯代恩在這種糾結的心情中參加了公共衛生學會的年會，卻聽到里德否定聖阿雷利，因此將所有的怒氣都發了出來。

沃斯代恩和里德在會議上唇槍舌劍，除了蚊子的問題，還爭論了幾十年來一直存在的防疫措施問題。沃斯代恩支援細菌說，正好符合海軍陸戰隊醫療系統和南方各城市的隔離觀點，里德的蚊子說則支援陸軍醫療系統和北方各界的衛生觀點，牽扯到這些層面，就更無法有結論了。

這次會議之後，沃斯代恩沒過多久就出現精神症狀，於一九一一年死在精神病院。斯滕伯格在這一年退休，里德的朋友們則支持里德出任醫學總監，可是因為政治鬥爭的原因，里德連最後名單都沒有進去。

一九〇二年的諾貝爾醫學獎授予發現了瘧疾和蚊子之間聯繫的羅納德・羅斯（Ronald Ross）爵士，根據這個趨勢，大家相信里德獲得諾貝爾獎是早晚的事，因為里德在醫學上的貢獻和羅斯不相上下。但是，遺憾的是：諾貝爾獎不授予死去的人。

進入一九〇二年後，五十一歲的里德突然快速衰老起來，精神大不如前，看起來像一位六七十歲的老人。

十一月二日里德終於病倒了，被診斷為闌尾炎。醫生們認為，第一次到古巴時，里德就有闌尾炎，古巴緊張的工作和巨大的壓力，徹底毀壞了他的健康。醫生們為里德做了手術，手術中發現存在舊有的炎症。里德術後身體狀況很不好，還出現了感染症狀。十一月二十三日，里德病故。

十一月二十五日，里德下葬阿靈頓國家公墓，葬禮上冠蓋雲集，韋爾奇率領門下弟子來為里德送行，到場的還有很多里德在軍中的故舊和屬下，包括後來以准將銜領導沃爾特・里德醫學研究所的阿爾伯特・特魯比。里德的妻子因傷心過度無法到場，他兒子勞倫斯駐守費城，只收到簡短的電報：你父親今天去世。

兩個月後勞倫斯才獲悉父親逝世的詳情。他知道，父親把生命的全部光芒都貢獻給了哈瓦那黃熱病行動。

里德身後獲得盛讚，被譽為「讓人類獲得控制黃熱病能力的人」。陸軍醫學院改名為「沃爾特・里德陸軍醫學研究所」，醫學總監圖書館改名為國家醫學圖書館。一九五一年，里德一百週年誕辰，這三家機構合併為「沃爾特・里德陸軍醫學中心」。近年來，陸軍醫學中心又和海軍醫學中心合併，更名為「沃爾特・里德國家軍事醫學研究中心」。

有些人是為了某件事而生的，當他們的使命完成後，他們的人生就結束了。沃爾特・里德正是這樣的人。

卡羅爾回到美國後，斯滕伯格答應晉升他為少校，但被上峰否決了，直到一九〇七年，國會特別提案才晉升他為少校。就在這一年，因為得過黃熱病，他開始出現心臟病症狀，於一九〇七年九月二十三日死於心臟病。

阿格拉蒙特決定留在古巴，在哈瓦那大學教書，後來回到美國，任紐奧爾良的路易斯安那州立大學熱帶醫學教授。一九二九年，國會通過特別提案，授予里德、拉齊爾、卡羅爾和阿格拉蒙特以最高榮譽勳章，阿格拉蒙特是四人中唯一到場之人。一九三一年，阿格拉蒙特去世。

一九〇四年，成功地將黃熱病在哈瓦那清除的威廉・戈加斯受命前往巴拿馬。

巴拿馬是美洲大陸最狹窄處，當年巴爾沃亞帶著皮薩羅等人就是通過這裡從大西洋走到太平洋，成為見到太平洋的第一批歐洲人。美國西部剛剛開拓之時，從東部到加州，最快的辦法是從紐約上船，到巴拿馬後像巴爾沃亞那樣走到太平洋，然後再坐船。在巴拿馬建造一條人工運河，就能夠將兩大洋連在一起，大大地推動海上貿易。

一八八一年開始，法國著手開鑿巴拿馬運河。

由成功建造蘇伊士運河的費迪南・德雷賽布負責，巴拿馬運河計畫本來應該一帆風順，可讓法國人沒有料到的意外出現了：黃熱病和瘧疾開始肆虐。

工程一開始，生病的人就一直維持在百分之三十左右，最嚴重時一萬九千名工人病倒了七千人。一八八九年，法國人不得不中斷巴拿馬運河計畫，至此大約有三萬人死於疾病。

美西戰爭的勝利，使美國開始真正走上大國之路，美洲的一切要由美國來做主，巴拿馬運河也由美國接手繼續修建。為了不重蹈法國人的覆轍，羅斯福總統命令戈加斯將哈瓦那的經驗移植到巴拿馬。

但是，隔離和滅蚊之爭還在繼續，支持隔離的勢力很大，他們堅決要求終止戈加斯的任命，就連後來出任總統的戰爭部長塔夫托也出面請總統收回成命。

在這種情況下，羅斯福動搖了。這時，一位醫生朋友進言：「你必須在新方法和舊方法之間做出選擇。」

總統堅持了最初的選擇，戈加斯用同樣的辦法再一次取得成功。一九一四年，第一艘船通過巴拿馬運河時，他已經基本消滅了巴拿馬的蚊子，和法國實施工程時人員百分之三十的高發病率相比，美國主持的整個施工計畫期間只有百分之二的人員因病住院。

一九〇八年，戈加斯被選為美國醫學協會主席，然後出任醫學總監，在一九一八年大流感中和韋爾奇、沃恩等人一起承擔防疫重任。

此後，戈加斯的注意力便集中在全球滅蚊上。一九二〇年，戈加斯前往非洲進行黃熱病研究，中途在倫敦停留，英王喬治五世準備為他封爵。就在封爵典禮之前，戈加斯突然中風，住進倫敦醫院，喬治五世親臨病房，封他為爵士。四週後，威廉・戈加斯爵士去世。

一代人悄悄隱去了，但圍繞黃熱病的爭論還沒有結束，還會有人用生命做出回答。

回到非洲

一九二八年，病毒學的知識終於積累到了能出專著的時候。畢業於約翰霍普金斯大學的湯瑪斯・里弗斯出版了《濾過性病毒》一書，標誌著病毒學學科的建立。

一九二四年，理查・蕭普從醫學院來到位於普林斯頓的洛克菲勒研究所從事結核病的研究，師從保羅・路易斯。

路易斯才華橫溢，曾發現小兒痲痺病毒，是一九一八年大流感防疫的主力之一。此時他的興趣在豬霍亂上，蕭普恰好來自豬存欄數最多的愛荷華州鄉下，對豬很熟悉。一九二八年路易斯派蕭普回到家鄉調查豬霍亂。在研究豬霍亂的時候他們瞭解到一九一八年大流感的時候豬也患了流感，兩人因此決定研究流感，取得了一些進展。

但是，黃熱病打斷了他們。

「只有蚊子能夠救奈及利亞，只有蚊子能夠救南非，只有蚊子能夠救非洲，只有瘧疾能夠救非洲，只有黃熱病能夠救非洲。」

這是一首非洲童謠，在奴隸貿易猖獗的殖民年代，非洲人把自由的希望寄託在蚊子身上，用瘧疾和黃熱病作為自己的武器。

非洲是傳染病的搖籃，人類大部分的傳染病都源自非洲，黃熱病也不例外。蚊子作為傳播宿主被確定後，黃熱病在美洲流行的原因也就清楚了：奴隸被從非洲運到美洲，於是黃熱病也隨之而來，加勒比海是奴隸貿易的中轉站，所以黃熱病流行最厲害。黑人之所以對黃熱病具備一定的免疫力，是因為第一代黑奴在非洲時已經得過黃熱病了。

歐洲的科學家一直在非洲進行黃熱病研究，他們發現非洲人黃熱病感染率很高，五千人的村鎮就有一千人在一年內得過黃熱病，但非洲從來沒有出現黃熱病大流行，說明黃熱病在非洲就像天花在歐洲、亞洲一樣，不斷地感染沒有免疫力的人群，使得多數人具備了免疫力。

進入二十世紀後，隨著綜合國力的迅速上升，美國科學技術水準也迅速提高，醫學終於成為職業，科學成為思想的中心，細菌學家變成了微生物學家。

韋爾奇在約翰霍普金斯大學建立的現代化研究基地開創了美國本土科學研究的先河，聚集了一批美國科學精英，里德就是其中之一。

一九〇四年，洛克菲勒研究所建成第一間實驗室。洛克菲勒研究所和約翰霍普金斯大學不同，它沒有拷貝歐洲的研究機構，有財大氣粗的洛克菲勒基金會為後盾，它敢於迎接一切挑戰，也能夠用最先進的設備和最優厚的條件籠絡頂尖的人才。三十年間，洛克菲勒基金會投入一千四百萬美元，試圖在全球消滅黃熱病。

美國人也意識到消滅黃熱病，不能只將眼光放在美洲，而必須回到非洲這個黃熱病的搖籃。於是一批科學精英遠征非洲，到奈及利亞研究黃熱病，其中包括六十六歲的戈加斯，可惜戈加斯出師未捷身先死，途經倫敦時心臟病發作而死。

一九二七年，包括洛克菲勒基金會在內的幾家機構又組織一批醫生來到奈及利亞，其中就有一九二〇年來到這裡進行黃熱病研究的英國醫生奧爾德林・招斯。

在非洲，招斯用猴子做黃熱病的實驗，讓埃及斑蚊去叮咬猴子，此外還將黃熱病病人的血，給猴子、狨猴、白老鼠等實驗動物注射。可是實驗結果相互矛盾，科學家們漸漸感到失望。

就在這時，他們得到消息，加納出現黃熱病，便馬上趕到那裡，發現一對歐洲夫妻和一名叫阿斯比的二十八歲黑人患了黃熱病。醫生從他們身上採取了血樣，回來後給實驗動物注射。被注射的猴子是一隻剛剛從亞洲運來的恒河猴，標號為恒河253—A。

之所以用恒河猴，是因為科學家發現非洲的猴子似乎對黃熱病具備免疫力。幾天後恒河

253—A開始生病，很快就死去了。招斯進行屍體解剖時，發現了典型的黃熱病症狀。他們又把恒河253—A的血液給另外一隻恆河猴253—B注射，恒河253—B很快也死於黃熱病。

西非的黃熱病研究終於出現了曙光。

前仆後繼

招斯等人將猴子的血液過濾，和卡羅爾一樣，他們沒有發現細菌病原，看來黃熱病是一種病毒病。

接著他們用死於黃熱病的猴子血液餵養蚊子，再讓蚊子去叮咬健康的猴子，健康的猴子也出現了黃熱病症狀。這樣就可以解釋黃熱病在自然界存在的原因：由於猴子的存在，非洲叢林成為黃熱病的棲息地。很可能黃熱病的病原本來就是一種猴子病毒，在很久以前經過某種變異後感染了人類，成為能夠同時感染人和猴的病毒，加上蚊子這個無處不在的傳播媒體，不斷地威脅人類。

一九三五年，美國醫生弗雷德・索珀證明猴子和蚊子一樣，也能成為黃熱病的中間宿主，這種黃熱病被稱為叢林黃熱病。

西非的研究結果傳到美國，在洛克菲勒研究所裡引起了巨大反響，因為研究所一位知名的科學家剛剛發表了論文，認為螺旋菌是黃熱病的病原，這篇論文和招斯的實驗結果恰恰相反。

發表這篇論文的科學家是一個日本人，叫野口英世。他出身貧苦，曾在北里研究所工作，但因為出身不正而備受歧視。野口在里德的同門洛克菲勒研究所所長西蒙・弗萊克斯納訪日時受到鼓舞，隻身來到美國投奔他。一九一一年野口因為成功地培養出梅毒螺旋體而名揚世界，一九一三年獲得諾貝爾獎提名後，還多次獲得提名，是洛克菲勒研究所的一名精英。

野口英世成名之後，曾經回日本探親，受到舉國民眾的歡迎，卻依然被日本醫學界冷落，因此至死他也沒有回國報效。野口英世在科學研究上很有天分，但他是一個獨來獨往的人，總是一個人做實驗，當然成果也由他一個人佔有，研究所的同事對這一點很有看法。螺旋菌一說問世後，在美國又掀起了細菌說和非細菌說以及隔離和滅蚊的大爭論，雖然里德已經去世二十多年了，但陸軍醫學中心絕不容許他人質疑里德的發現，年老的阿格拉蒙特帶頭質疑野口英世的結果，正在這時，西非黃熱病研究的結果傳來，野口英世成了眾矢之的。

野口英世決定親赴西非，證明自己的結論。就在他準備啟程之時，西非那邊又傳來消息，招斯得了黃熱病。

招斯做動物實驗時從來不戴手套，手上常常被猴子抓傷，結果被傳染了黃熱病。招斯很快出現嘔吐症狀，住進了醫院。在這種情況下，他還想著科學研究，讓同事們拿他做實驗，一共讓兩百隻蚊子叮咬他。一九二七年九月十九日，招斯死於黃熱病，也用自己的生命證明了黃熱病可以通過皮膚傳播。

兩個月後，野口英世抵達奈及利亞，因為沒有新的黃熱病例，他只能使用從阿斯比和招斯身上抽取的血液做試驗。他還是獨自做實驗。

其後六個月內，他一共用了一千兩百隻猴子，花費了將近兩萬美元，這在當時算是一筆鉅款。在給紐約的催款電報中，野口英世聲稱：「我的工作是革命性的，將要顛覆關於黃熱病的所有舊觀點。」

一九二八年五月，野口英世準備回美國。在西非工作的其他醫生發現他的試驗結果十分混亂，而野口英世聲稱他不和不太聰明的人討論，準備到另一間實驗室去對照一下實驗結果。回到住處後他開始發病，出現了典型的黃熱病症狀，已有黑色嘔吐、暈厥、咬自己舌頭等現象，最後腎臟衰竭。

一九二八年五月二十日，野口英世死於黃熱病。

西非黃熱病行動的負責人比尤瓦克和英國醫生威廉・楊來到野口英世的實驗室，發現幾隻猴子死在籠子裡。為了安全起見，他們殺死了所有的猴子。但他們還發現屋子裡飛著逃出的埃及斑蚊，對此他們無能為力。

野口英世死後十天，威廉・楊也死於黃熱病，據分析是在野口英世的實驗室內被蚊子叮咬而被感染的。

野口英世的死訊導致謠言四起，人們說他是因為再次出現錯誤而自殺的，之所以說再次，是因為不久之前，野口英世聲稱在北美印第安人眼中分離到了沙眼病原菌，這種病菌能在獼猴眼結膜上引起類似人類沙眼的顆粒性病變，他稱之為顆粒桿菌。

沙眼是一種非常古老的疾病，西元前一千五百年古埃及的紙草書中就有記載。更有人認為根據《黃帝內經》，西元前兩千六百年中國已有此病。沙眼危害巨大，自現代微生物學創立始，便極受重視，但關於沙眼病原七十年間始終沒有定論，成為微生物學界的一個老大難問題。

一八八七年，柯霍從一名埃及沙眼病人眼中分離出一株桿菌，宣佈發現了沙眼的病原，開始了沙眼細菌病原說。但該桿菌很快被證明是引起埃及流行的另外一種病——眼結膜炎的罪魁禍首而並非沙眼病原菌。之後幾十年中，三十多種細菌曾被冠以沙眼病原，又被一一否決了。

微生物界很多人對野口英世找到的沙眼病原菌表示懷疑，其中包括在哈佛醫學院細菌系進修的一名年輕的中國科學家湯飛凡，這些細菌學家用野口英世的方法反覆進行了試驗，卻無法得到相同的結果。

連續兩次失敗，特別是在西非耗資巨大的黃熱病實驗，讓野口英世面臨身敗名裂的處境，他死前的最後一句話是：我不明白。

疫苗的代價

洛克菲勒研究所決定派人繼續進行黃熱病研究。弗萊克斯納支持野口英世的細菌說，決定在巴西設立研究基地，徹底搞清黃熱病的病原。年輕的蕭普自願要求前往。但弗萊克斯納不同意，因為此去要冒生命危險，蕭普才二十七歲，不僅有位年輕的妻子，還有一個剛剛出生的兒子。

蕭普的導師保羅・路易斯也要求前往。路易斯正處於科學研究上的停滯期，決定到巴西去開拓新的天地。弗萊克斯納起初還是不同意。但在路易斯的堅持下，弗萊克斯納妥協了。

五個月後，一九二九年六月三十日，星期日，一封沒有署名的電報傳到洛克菲勒研究所：路易斯博士死於黃熱病。根據蕭普瞭解，路易斯很可能是吸了一支含有黃熱病病毒的香菸而死。

一九三〇年，參加洛克菲勒基金會黃熱病計畫的希歐多爾・海恩在西非死於黃熱病，年僅三十二歲。

招斯、野口英世、楊、路易斯、海恩，參加洛克菲勒基金會黃熱病研究計畫的科學家一共有五人死於黃熱病，而整個計畫中接觸黃熱病的科學家和技術員總數只有三十二人。明知可能送命，但洛克菲勒基金會的科學家無人退縮，前仆後繼。

微生物學正是因為他們而偉大。

一九二九年，湯飛凡回到上海，任中央大學醫學院細菌系副教授。他繼續在哈佛的研究，用嚴格的試驗證明了野口英世的顆粒桿菌不是沙眼的真凶。這樣一來引起了洛克菲勒研究所的不滿和反駁，一時間山雨欲來風滿樓。

出身清苦的湯飛凡並不畏懼，一九三二年，中央大學醫學院獨立，改名為國立上海醫學院，湯飛凡升正教授，同時受聘為英國在上海設立的雷氏德研究所細菌系主任，這樣便可以利用該所齊全的設備進行複雜的實驗。他花了三年時間，進行了一系列實驗，還曾把顆粒桿菌接種到自己的眼中，最終於一九三五年發表論文，徹底推翻了沙眼病的細菌說。

湯飛凡離開哈佛回國報效時，他的一位同事馬克斯・泰雷爾（Max Theiler）也離開哈佛醫學院，去了洛克菲勒研究所。矮小的馬克斯・泰雷爾的父母是瑞典人，但他生在南非，父親是一位細菌學家，送他去皇家醫學院和倫敦熱帶醫學和衛生學學院就讀，但他沒有獲得博士學位，每當人們稱他博士時，他總是不厭其煩地糾正。這樣做並非出於不好意思，而是因為他認為人才不是教育出來的。

一九二二年，他就職於哈佛醫學院，和湯飛凡等人共事，開始對病毒學研究產生興趣。一九二九年夏，泰雷爾的老闆度假去了，他決定按自己的思路做實驗。當時黃熱病研究都用猴子做實驗動物，但一隻猴子要十五美元，於是泰雷爾決定用耗子代替，因為一隻耗子才幾美分。

首先，他將帶有黃熱病病毒的肝細胞植入耗子的腦子裡，耗子雖沒有出現黃熱病，但死於腦炎。接下來，他又將帶有黃熱病病毒的血液注射到耗子的腹腔裡，耗子沒有出現任何問題。泰雷爾取出耗子的血液，買了三隻恒河猴，給牠們注射耗子血，第一隻猴子死於黃熱病，第二隻猴子出現黃熱病症狀但恢復了過來，第三隻猴子一點問題都沒有。最終，他分離出了黃熱病病毒。

泰雷爾採用的辦法和一百多年前琴納所做的牛痘實驗有異曲同工之處，他證明了研製黃熱病疫苗的可行性，這一發現引起了一九二六年出任洛克菲勒基金會西非黃熱病研究計畫負責人的威爾伯・索耶的關注。索耶畢業於哈佛，一九二八年洛克菲勒研究所建立黃熱病實驗室，他出任主任。他給泰雷爾開出的條件是工資翻番，泰雷爾接受了。

當時研究黃熱病是非常危險的，泰雷爾也於一九二九年感染黃熱病，好在恢復了過來。在索耶手下，他開始研究黃熱病疫苗，供研究人員接種。他用耗子腦部組織和黃熱病病人血液混合製成疫苗，給研究瘧疾的布魯斯・威爾斯接種，威爾斯沒有出現黃熱病症狀，但具備了對黃熱病的免疫力。

成功之後，他們開始研製大批量的安全疫苗。因為在先前的實驗中出現副作用，他們放棄耗子，用猴子做實驗動物。他們選用阿斯比毒株，先用猴子胚胎，後來用雞胚，經過十七次實驗，在雞胚中製備出有效的疫苗，但這種疫苗還需要加入百分之十的正常人血清。

一九四一年，美國已經處在戰爭的邊緣。歷史上歷次戰爭，美軍死於疾病的人數遠遠多於戰死者。因此軍方委託索耶負責大規模疫苗生產，他和泰雷爾希望能夠研製出不用添加人血清的黃熱病疫苗，但是沒有時間了。美國參戰後，肯定遠征非洲，索耶別無選擇，必須採用現有的疫苗。對此，泰雷爾表示反對，他警告索耶，這樣做很可能引起另一場災難。

一九四一年夏天，軍隊開始接種黃熱病疫苗，到一九四二年，一共七百萬份黃熱病疫苗被接種給美國陸軍、海軍和英軍，很快軍中開始流行肝炎，還有人出現頭痛噁心等症狀。原因很快查清了，製備黃熱病疫苗時採集了幾百人的血液，其中百分之二的人患有肝炎，造成四十萬份疫苗被污染，超過三十萬軍人感染了B型肝炎，五萬人生病，八十四人死亡，這場事故被稱為「洛克菲勒病」。索耶對此負全部責任。這場事故所換來的，是二戰時美軍中沒有出現黃熱病。

一九五一年十月十五日，泰雷爾因為發明黃熱病疫苗而獲得諾貝爾醫學獎，他是唯一一位因為研究黃熱病而獲得諾貝爾獎的科學家。多數人認為，索耶應該和他分享這一獎項，但是洛克菲勒病對於索耶來說太沉重了。將近一個月後，一九五一年十一月十二日，索耶死於心臟衰竭。

最失敗的科學行動

儘管黃熱病病毒被發現，黃熱病疫苗也問世了，可科學家始終沒有找到治療黃熱病的方法。由於叢林黃熱病的存在，無法像對付天花那樣靠全球免疫的辦法滅絕黃熱病，因此科學家想出了解決問題的折中辦法：滅蚊。只要殺光埃及斑蚊，就不會有黃熱病了。

有戈加斯在哈瓦那和巴拿馬成功的先例，科學家們信心十足，美國國會撥出專門款項，用於在西半球範圍內滅蚊。一九四七年，泛美衛生組織開始行動。除了消滅蚊子孳生地之外，也用飛機噴灑二氯二苯三氯乙烷（DDT）以殺死成年蚊子。一九六二年，美洲二十一個國家宣佈無埃及斑蚊。消滅黃熱病行動眼看就要大功告成。

問題就在這時出現了，滅蚊專家到美國國會作證，提出撥下的款不夠，花光了錢也只能完成預定計畫的一半。

就在這時，瑞秋・卡森（Rachel Carson）於一九六二年出版了暢銷書《寂靜的春天》（*Silent Spring*），講述人類對於地球的生態破壞狀況，其中列舉雙對氯苯基三氯乙烷（Dichloro-Diphenyl-Trichloroethane,DDT）的危害，引起了公眾的注意。一九七二年，國會禁止使用DDT，在此之前，滅蚊行動已經終止了。

卡森在書中做出準確的預言，即便繼續滅蚊，也無法達到消滅黃熱病的目的，因為蚊子會產生抗藥性。試驗證明，花七年時間，就能衍生出具有抗藥性的蚊子，不僅DDT如此，其他殺蟲劑也一樣。美洲滅蚊行動成為科學史上的失敗性決策之一。

之後黃熱病沉寂了很長一段時間。

二十世紀八〇年代開始，世界衛生組織提高對黃熱病的預警，只要有一例黃熱病就算流行。三十三個非洲國家和九個南美國家存在黃熱病，每年有兩百萬人感染黃熱病，但真正感染的數字在十倍到兩百五十倍以上。

一九九六年之前，美國沒有出現過黃熱病。從一九九六年開始，又相繼出現了幾例黃熱病，患者都曾去過亞馬遜地區旅行。

原來具備免疫力的人們不再具備免疫力，用殺蟲劑篩選出來的新一代蚊子已經出現很大的變異，現在全球幾乎所有的人都是黃熱病的易感人群，一旦出現流行，會很快蔓延。

對付黃熱病，目前只能靠疫苗，去非洲和南美這種有可能接觸黃熱病的地區一定要接種疫苗。但是，黃熱病疫苗的需求量很小，世界各國都不具備大規模生產的能力，如果出現黃熱病大流行，需要一段時間才能生產出足夠的疫苗，很難在早期加以控制。

黃熱病對於現代人來說，是一種過去的傳染病，但是它依舊存在著，是當代社會一顆威力極大的定時炸彈。唯一無法確定的是，它究竟什麼時候被引爆。

痛、全身肌肉痛、虛脫、噁心、嘔吐。

部分患者在數小時至 1 天之後，就會進入危險期，會出現出血徵候，如流鼻血、牙齦出血、吐血及黑便，甚至出現肝臟及腎臟衰竭。

預防方法：

（一）養成清除容器內積水的習慣，以避免積水容器變成病媒蚊的孳生源，在住屋加裝紗窗及紗門。

（二）如到黃熱病高風險地區出遊時，除了應該穿著淺色的長袖衣服與長褲，在裸露部位要塗抹含 DEET（敵避）之衛生福利部核可的防蚊藥品，並依照藥品說明書正確使用，以避免被病媒蚊叮咬。

資料來源：衛生福利部疾病管制署 http://www.cdc.gov.tw/

黃熱病
第五類法定傳染病
主要傳染途徑—蟲媒傳染

黃熱病是由黃熱病毒所引起的急性傳染病。主要流行於非洲及拉丁美洲等地區，地方性流行區內人口的致死率約為5%，但爆發流行時致死率可達20%至40%。

傳播方式：

黃熱病病人在發燒前到發病後3至5天期間，如果被病媒蚊叮咬，可使病媒蚊感染黃熱病毒，並終生保持傳染力。受到病毒感染的病媒蚊可再叮咬人類傳播黃熱病毒。

都市及鄉村地區的病媒蚊以埃及斑蚊為主，叢林地區則是以叢林蚊子為主。

潛伏期：

黃熱病潛伏期通常約3至6天。

發病症狀：

黃熱病發病的病程短，而且症狀嚴重度變化大。通常病人會有發燒及肝功能異常等症狀，或是有猝然發作、冷顫、頭痛、背

陸續出現了一種登革熱，主要發生於 3 至 10 歲的兒童間，這比典型的登革熱較為嚴重，並且會出現出血性徵兆的現象，所以又稱之為登革出血熱（dengue hemorrhagic fever, DHF）；更嚴重一點，甚至會導致休克的情形，所以又稱為登革休克症候群（dengue shock syndrome, DSS），或是續發性登革熱（secondary dengue）。

全球登革熱的好發地區，主要集中在熱帶、亞熱帶等有埃及斑蚊和白線斑蚊分布的國家，但隨著全球化發展逐漸便利，各國之間相互流通及往返也趨於頻繁，自 1980 年代之後，登革熱也開始有向各國蔓延的趨勢，也逐漸成為嚴重的公共衛生問題了。

傳播方式：

登革病毒並不會由人直接傳染給人，而是人在受到帶有登革病毒的病媒蚊叮咬後，經過約 3 至 8 天的潛伏期（最長可達 14 天）後，開始發病。患者在發病時期，血液中已存在登革病毒，此時如又被病媒蚊叮咬，此登革病毒在病媒蚊體內增殖 8 至 12 天後，不僅讓這隻病媒蚊終身帶有傳播登革病毒的能力，而當牠再叮咬其他健康人時，另一個健康的人也會受到登革熱的感染。我們如果被帶有登革病毒的病媒蚊叮咬了以後，就可能會感染登革熱。

登革熱

第二類法定傳染病
主要傳染途徑一蟲媒傳染

臺灣位於亞熱帶地區，像這樣有點熱、又有點溼的環境，正是蚊子最喜歡的生長環境，所以如果稍微不注意，很容易就會成為登革熱流行的地區。

登革熱（Dengue fever），是一種由登革病毒所引起的急性傳染病，這種病毒會經由蚊子傳播給人類。並且依據不同的血清型病毒，分為Ⅰ、Ⅱ、Ⅲ、Ⅳ四種型別，而每一型都具有能感染致病的能力。

如果患者感染到某一型的登革病毒，就會對那一型的病毒具有終身免疫，但是對於其他型別的登革病毒僅具有短暫的免疫力（通常約為 2-9 個月之間），過了這段期間以後，還是有可能再感染其他型別。例如以前曾得到過第Ⅰ型登革熱，雖不會再得到第Ⅰ型登革熱，但之後仍有可能還會得到第Ⅱ、Ⅲ、Ⅳ型等三型的登革熱。

一般我們所談的登革熱，通常指的是典型登革熱（classic dengue fever），但自 1953 年開始，在菲律賓、泰國、馬來西亞、新加坡、印尼、印度、斯里蘭卡、緬甸、越南等各地，都毒的能力（一般來說，會叮人的蚊子的壽命約為一個月左右）。當牠再叮咬其他人時，就會把蚊內的登革病毒傳染給另一個人，使下一個人在經過 3 至 8 天的潛伏期，也會發病。

發病症狀：

每個人的體質不一樣，有些人感染登革熱時，症狀輕微，甚至不會出現生病症狀。而典型登革熱的症狀則是會有突發性的高燒（≧ 38℃），頭痛、後眼窩痛、肌肉痛、關節痛及出疹等現象；然而，若是先後感染不同型別之登革病毒，有更高機率可能成為「登革出血熱」，登革熱出血熱除上述典型登革熱症狀外，另會有明顯的出血傾向，如果沒有及時就醫或治療，死亡率可以高達 50%，所以民眾可千萬不能掉以輕心！

登革熱依病情嚴重程度可區分典型登革熱及登革出血熱，而其典型症狀敘述如下

典型登革熱：

一般人感染登革熱，會有高燒、全身酸痛等症狀，由於類似感冒，經常會被忽略。惟需注意的是：典型登革熱除了有突發性的高燒（≧ 38℃），且還會有肌肉、骨頭關節的劇痛、轉動眼球或按住眼球時，前額及後眼窩會感覺特別的痛，所以常常會聽到老一輩的人會提到「斷骨熱」或「天狗熱」，其實指的就是登革

登革病毒並不會直接透過人與人之間的交往、互動而傳染，而是透過病媒蚊（主要是埃及斑蚊及白線斑蚊）在叮吮了帶有登革病毒的人體血液後，登革病毒進入蚊體體腔，又進入蚊子的唾液線，當牠再叮吮其他人體之後，就會將登革病毒帶到另一個人的身體體內，使得另一臺灣主要傳播登革熱的病媒蚊為埃及斑蚊（Aedes aegypti）及白線斑蚊（Aedes albopictus），這些蚊子的特徵都是身體是黑色的，腳上有白斑。其中埃及斑蚊的胸部兩側具有一對似七弦琴的縱線及中間一對黃色的縱線，喜歡棲息於室內的人工容器，或是人為所造成積水的地方；白線斑蚊則是中胸楯板部位中間，有一條白色且明顯的縱紋，並比較喜歡棲息於室外。一天叮咬人的高峰期約在日出後的 1-2 小時及日落前的 2-3 小時，此時外出時可要特別留意！個健康的人也會受到登革熱的感染。

潛伏期：

典型登革熱的潛伏期約為 3 至 8 天 (最長可達 14 天)。

在登革熱的潛伏期間。病人血液中存有登革病毒（這時期稱作病毒血症期），是病毒是最容易傳染的時候。如果感染者在這個時期被斑蚊叮咬，那麼這隻斑蚊將感染登革病毒，而這個病毒在蚊體內經過 8-12 天的增長繁殖，這隻斑蚊就會具有終生傳染病好病媒蚊孳生源的清除工作。此外，民眾平時也應提高警覺，了解登革熱的症狀，除了發病時可及早就醫、早期診斷且適當治療，亦應同時避免再被病媒蚊叮咬，以減少登革病毒再傳播的可能。

（一）一般民眾的居家預防：

家中應該裝設紗窗、紗門；睡覺時最好掛蚊帳，避免蚊蟲叮咬清除不需要的容器，把不用的花瓶、容器等倒放。家中的陰暗處或是地下室，可噴灑合格之衛生用藥，或使用捕蚊燈。家中的花瓶和盛水的容器必須每週清洗一次，清洗時要記得刷洗內壁。放在戶外的廢棄輪胎、積水容器等物品馬上清除，沒辦法處理的請清潔隊運走。平日至市場或公園等戶外環境，宜著淡色長袖衣物，並在皮膚裸露處塗抹防蚊液（膏）。

（二）清除孳生源四大訣竅－澈底落實「巡、倒、清、刷」：

「巡」—經常並且仔細巡檢居家室內、外可能積水的容器。

「倒」—將積水倒掉，不要的器物予以分類或倒放。

「清」—減少容器，留下的器具也都應該澈底清潔。

「刷」—去除斑蚊蟲卵，收拾或倒置勿再積水養蚊。

熱。此外，登革熱有時候，也會伴隨皮膚出疹的情形（先發生於胸部及軀幹，而後擴散至四肢和臉部），而像這樣的皮疹，常會令人感到無比的搔癢跟疼痛，也是跟一般的感冒及過敏不同的地方。

登革出血熱：

登革熱有四種病毒型別，第一次感染某型發病後，可引起身體對該型病毒的終身免疫。但若又感染到不同型的登革熱病毒時，將可能發生「出血性登革熱」，它與典型登革熱的症狀相當類似，會有：發燒、頭痛、肌肉痛、噁心、嘔吐、全身倦怠、情緒顯得煩躁不安等，但兩者最大的不同點在於後者會有並有明顯出血現象（如：皮下點狀出血、腸胃道出血、子宮出血、血尿等），這是典型登革熱較為少見的症狀；當登革出血熱之血漿滲出很多時，病患會呈現四肢冰冷、脈搏加快、血壓下降，甚至休克，此時又稱為「登革休克症候群」。如果沒有及時就醫或治療，死亡率可以達到 50%，所以可千萬不能以掉以輕心！

預防方法：

登革熱是一種「社區病」、「環境病」，且病媒蚊對於叮咬對象並無選擇性，一旦有登革病毒進入社區，且生活周圍有病媒蚊孳生源的環境，就有登革熱流行的可能性，所以民眾平時應做

資料來源：衛生福利部疾病管制署 http://www.cdc.gov.tw/

（三）感染登革熱民眾，應配合的事項：

（對病人、接觸者及周圍環境之管制）

如果發現疑似感染登革熱之患者，通報地方衛生主管機關。患者應於發病後 5 日內預防被病媒蚊叮咬，且病房應加裝紗窗、紗門、或噴灑殺成蚊藥，病人應睡在蚊帳內。防疫單位應進行強制附近的孳生源清除工作，並依相關資料綜合研判後，經過評估，如有必要，實施成蟲化學防治措施。登革熱患者周遭可能已有具傳染力病媒蚊存在，所以應調查患者發病前兩週以及發病後一週的旅遊史（或出入場所），確認是否具有疑似病例。

潛伏期：

典型日本腦炎的潛伏期約 5 至 15 天。

發病症狀：

日本腦炎患者通常在經過 5 至 15 天的潛伏期後出現臨床症狀，其典型的病況可分為四個時期：

（一）前驅期：此時期的症狀發作快，主要會出現頭痛、噁心、嘔吐、食慾不振、發燒或輕微呼吸道感染症狀。

（二）急性期。

（三）亞急性期。

（四）恢復期：此時期的病患大部分會有神經功能缺損。

預防方法：

（一）依規定時程接種日本腦炎疫苗。

（二）居家預防：家中應裝設紗窗、紗門，睡覺時最好使用蚊帳，避免蚊蟲叮咬。

（三）做好個人保護措施：應避免在黎明和黃昏等病媒蚊活動的高峰期，於豬舍、其他動物畜舍或病媒蚊孳生地點的附近活動；並宜穿著淺色的長袖衣褲，皮膚裸露處塗抹衛生福利部核可的防蚊藥劑，以降低感染的風險。

資料來源：衛生福利部疾病管制署 http://www.cdc.gov.tw/

日本腦炎

第三類法定傳染病
主要傳染途徑—蟲媒傳染

日本腦炎是由日本腦炎病毒所引起的急性傳染病，這種病毒會經由蚊子叮咬而傳播給人類。

臺灣傳播日本腦炎的病媒蚊以三斑家蚊為主，流行季節主要在每年的 5 至 10 月，病媒蚊一天中叮咬人的高峰期約在黎明和黃昏的時候。

感染日本腦炎的患者大部分是沒有症狀的，少部分的病患會有頭痛、發燒或無菌性腦膜炎等症狀，嚴重者則會出現頭痛、高燒、痙攣、抽搐或昏迷等症狀，最後可能導致神經、精神性後遺症或死亡。日本腦炎的恢復期較長，所造成的神經性後遺症包括語言障礙等，精神性後遺症則以脾氣暴躁、性格不正常為主。

傳播方式：

日本腦炎病毒是經由蚊子叮咬而傳染，如果被帶有日本腦炎病毒的病媒蚊叮咬了以後，就可能會感染日本腦炎，但是日本腦炎不會直接透過人與人之間的互動而傳染。

國家圖書館出版品預行編目 (CIP) 資料

微戰爭 : 對決鼠疫、天花、黃熱病 / 王哲著 . -- 第二版 . -- 新北市 : 風格司藝術創作坊 , 2020. 03
面 ; 公分
ISBN 978-957-8697-76-8(平裝)

1. 傳染性疾病

415.23 109001496

對決鼠疫、天花、黃熱病

作　　者：王　哲
責任編輯：苗　龍

發　　行：知書房出版
出　　版：風格司藝術創作坊
235 新北市中和區連勝街 28 號 1 樓
電　　話：(02) 8245-8890

總 經 銷：紅螞蟻圖書有限公司
台北市內湖區舊宗路二段 121 巷 19 號
電　　話：(02) 2795-3656
傳　　真：(02) 2795-4100
http://www.e-redant.com

出版日期：2020 年 3 月　第二版第一刷
訂　　價：320 元

本書如有缺頁、製幀錯誤，請寄回更換
《微戰爭—對決鼠疫、天花、黃熱病》原著版權所有 ©2014 陝西人民出版社有限責任公司
Chinese translation Copyright © 2020 by Knowledge House Press
ALL RIGHTS RESERVED
ISBN 978-957-8697-76-8 Printed inTaiwan

Knowledge House & Walnut Tree Publishing

Knowledge House & Walnut Tree Publishing